Christina Winzig

Die Cortisol Formel

Gib Erschöpfung, Stoffwechselstörungen und Entzündungen keine Chance

Das 4-Wochen-Programm für deine Hormonbalance

riva

INHALT

VORWORT

Warum ein Buch über Cortisol? In unserer heutigen Zeit ist Stress allgegenwärtig. Dabei ist er oft lautlos ein Teil unseres Alltags und wird häufig unterschätzt. Leistungsdruck, ständige Erreichbarkeit, Informationsflut, emotionale Belastungen, finanzielle Unsicherheiten – all das fordert unseren Körper und unser Nervensystem täglich heraus. Was wir dabei oft übersehen: Hinter all diesen Herausforderungen steht ein biologisches Stresssystem, das längst aus dem Gleichgewicht geraten ist – mit Cortisol im Zentrum. Burn-out, chronische Erschöpfung, Ein- und Durchschlafstörungen, hormonelle Disbalancen, Verdauungsprobleme, Gewichtszunahme und diffuse Schmerzen sind nur einige Beispiele dafür, wie Stress sich körperlich und seelisch äußern kann. Oft bleibt dabei die eigentliche Ursache – ein dauerhaft aktiviertes Stresssystem – unbeachtet oder wird mit der alleinigen Behandlung der Symptome überdeckt.

Dieses Buch ist nicht aus dem Nichts entstanden. Es ist gewachsen – aus unzähligen Gesprächen, aus Begegnungen mit Patientinnen und Patienten, Klientinnen und Klienten, Kolleginnen und Kollegen und vor allem: Aus meiner eigenen Geschichte. Denn auch ich war einmal in diesem Zustand, in dem der Körper nicht mehr mitspielt, obwohl »nichts gefunden wird«. Es war ein Zustand, in dem die Müdigkeit nicht mit Schlaf, die Gereiztheit nicht mit gutem Willen und die Schlaflosigkeit nicht mit Tee oder Magnesium verschwindet.

Ich erinnere mich an eine Zeit, in der ich nicht mehr unterscheiden konnte: »Bin ich krank – oder einfach nur kaputt?« Ich habe gelernt: Es ist beides. Und es beginnt oft im Unsichtbaren – mit einem System, das dauerhaft im Überlebensmodus festhängt.

In meiner Arbeit habe ich über die Jahre unzählige Menschen getroffen, die ähnliche Erfahrungen gemacht haben: Frauen, die sich durch den Alltag schleppen, Männer, die sich selbst verlieren, während sie funktionieren. Menschen mit Blutwerten »im Normbereich«, aber einem Körper, der längst nicht mehr im Gleichgewicht ist. Immer wieder war Cortisol ein zentraler Faktor und doch kaum je ein Thema in der klassischen medizinischen Diagnostik.

Was mich motiviert hat, dieses Buch zu schreiben, war genau das: die Lücke zwischen Erfahrung und Erklärung zu schließen. Ich wollte ein Werk schaffen, das nicht nur Wissen vermittelt, sondern auch Hoffnung gibt. Ein Buch, das verständlich macht, warum so viele Menschen sich erschöpft, fremdbestimmt, gereizt oder innerlich leer fühlen und was Cortisol damit zu tun hat. Denn unser »Stresshormon« Cortisol ist weit mehr als nur eine Reaktion unseres Körpers auf akute Gefahr. Es ist ein regulatorisches Hormon, das unseren Stoffwechsel, unsere Immunabwehr, unseren Schlaf, unsere Hormonbalance und sogar unsere Stimmung beeinflusst – und das auch völlig unabhängig von Stress. Und doch wird Cortisol im Alltag und in der medizinischen Praxis häufig auf seine negative Wirkung reduziert – oder komplett übersehen.

Ich will damit einen Beitrag dazu leisten, Cortisol aus der Ecke des Missverstandenen zu holen und als das zu zeigen, was es ist: ein wertvoller Spiegel unseres inneren Gleichgewichts. Denn Cortisol ist nicht das Problem, sondern der stille Botenstoff eines überforderten Systems. Wenn wir lernen, ihn zu verstehen und richtig zu regulieren, kann das tiefgreifende Veränderungen bewirken: mehr Energie, mehr Ruhe, mehr Resilienz.

Dieses Buch will dich genau dabei unterstützen: deinen Rhythmus wiederzufinden, deine innere Stimme zu stärken und den Weg zurück zur Balance zu gehen. Nicht mit starren Plänen, sondern mit Wissen, Tools und Raum für deine persönliche Entwicklung. Denn Heilung ist kein Ziel auf einer Checkliste. Sie ist ein Prozess und er beginnt mit dem ersten Schritt zurück zu dir.

Du brauchst kein medizinisches Vorwissen. Du musst nicht perfekt sein oder alles auf einmal umsetzen. Dieses Buch ist für dich geschrieben – in deinem Tempo, für deinen Alltag, auf deine Art. Es möchte dir helfen, deinen Körper zu verstehen, ihn zu unterstützen und wieder in deine Kraft zu kommen. Denn du hast ein Recht auf Energie, auf Klarheit, auf echten Schlaf, auf Freude. Und du darfst lernen, deinem Körper wieder zu vertrauen.

Für mich ist dieses Thema nicht nur Fachwissen. Es ist eine Herzensangelegenheit. Weil ich weiß, wie es sich anfühlt, wenn der eigene Körper nicht mehr mit einem zusammenarbeitet. Und weil ich zutiefst davon überzeugt bin: Wir können lernen, ihn wieder zu verstehen.

Wenn dieses Buch dir dabei hilft, den ersten Schritt zurück zu dir zu machen – dann hat es seinen Zweck erfüllt.

Christina Winzig

Einführung

WAS IST STRESS ÜBERHAUPT?

Das Wort »Stress« ist heute fester Bestandteil in und um unser Leben herum, dennoch wird Stress gleichzeitig oft unscharf definiert und ist oft missverstanden. Wir sagen, wir »haben Stress«, »fühlen uns gestresst« oder »müssen runterkommen«. Doch was passiert dabei eigentlich im Körper? Und ist Stress immer negativ?

Stress ist in erster Linie eine biologische Reaktion auf eine Herausforderung, die eine Anforderung an den Organismus darstellt, und er sich anpassen muss, um dieser Anforderung gerecht zu werden. Diese Herausforderung kann eine reale Bedrohung sein, wie zum Beispiel ein Unfall oder ein lauter Knall, aber auch eine E-Mail, die uns unter Druck setzt, ein schmerzhaftes Gespräch oder ein innerer Gedanke, der uns in Alarmbereitschaft versetzt. Entscheidend ist nicht die Situation selbst, sondern wie unser Nervensystem sie interpretiert.

Man unterscheidet grundsätzlich zwischen akutem und chronischem Stress:

- **Akuter Stress** ist kurzzeitig und kann sogar leistungssteigernd wirken. Er aktiviert den Sympathikus, setzt Adrenalin und Noradrenalin frei; der Körper ist hellwach, bereit zur Reaktion.
- **Chronischer Stress** hingegen entsteht, wenn diese Alarmbereitschaft dauerhaft bestehen bleibt und der Körper nicht mehr in die Erholung zurückfindet. Hier kommt Cortisol ins Spiel: Es hält die Stressreaktion aufrecht, sorgt für Energie, unterdrückt Entzündungen und wird bei Daueraktivierung zum Problem.

Biologisch betrachtet bedeutet Stress die Aktivierung des autonomen Nervensystems und der Hypothalamus-Hypophysen-Nebennieren-Achse (HPA-Achse). Diese Achse steuert die Cortisolproduktion und mit ihr zahlreiche Körperprozesse, von Herzfrequenz und Blutdruck über Immunantwort und Verdauung bis hin zur Hormonsynthese. Wenn das System überfordert ist, gerät die Regulation aus dem Gleichgewicht.

Wichtig ist: Nicht jeder Stress ist schlecht. Man spricht von Eustress, wenn eine Herausforderung positiv mobilisierend wirkt – zum Beispiel Lampenfieber vor einem Auftritt oder sportlicher Ehrgeiz. Dieser Stress motiviert, stärkt das Selbstvertrauen und hinterlässt kein biologisches Chaos. Distress hingegen entsteht, wenn die Anforderungen zu groß, zu lang oder zu überwältigend sind – oder wenn Regeneration fehlt.

Hinzu kommt, dass Stress nicht nur psychisch ist. Der Körper unterscheidet nicht, ob der Stressor eine Deadline, eine Mageninfektion oder ein Streit mit dem Partner ist. Für ihn zählt einzig das Signal: Gefahr. Stressquellen sind vielfältig und wirken auf unterschiedlichen Ebenen:

- **Psychisch oder emotional:** Sorgen, Überforderung, Perfektionismus, ungelöste Konflikte, Traumata, unterdrückte Emotionen
- **Physisch (körperlich):** Infektionen, Schmerzen, chronische Entzündungen, Schlafmangel, Lärm, Hitze, Kälte, Strahlung
- **Sozial:** Isolation, Konflikte, Mobbing, familiärer oder beruflicher Druck
- **Toxisch:** Umweltgifte, Schwermetalle, Schimmel, Elektrosmog, Alkohol, Rauch, Abgase, Weichmacher, Plastik
- **Biochemisch:** Nährstoffmangel, Blutzuckerschwankungen, hormonelle Disbalancen

INFO

Die **HPA-Achse** (hypothalamic-pituitary-adrenal axis) ist ein wichtiger Regelkreis zwischen Gehirn (Hypothalamus, Hypophyse) und Nebennieren, der die Ausschüttung von Stresshormonen wie Cortisol steuert. Sie hilft dem Körper, Stress zu bewältigen und Energie bereitzustellen (siehe Seite 24 ff.).

Elektrosmog bezeichnet die Belastung durch künstlich erzeugte elektromagnetische Felder, zum Beispiel von Handys, WLAN oder Stromleitungen. Manche Menschen reagieren empfindlich darauf mit Schlafstörungen oder Kopfschmerzen.

Der Zusammenhang zwischen psychischem und körperlichem Stress wird in vielen medizinischen Kontexten noch immer unterschätzt. Dabei wissen wir aus der modernen Forschung längst, dass chronischer Stress den Körper krank macht: Er schwächt das Immunsystem, fördert Entzündungen, stört den Hormonhaushalt, verändert die Darmflora, beeinflusst den Blutzucker und kann auf Dauer sogar Gehirnstrukturen verändern. Für solche Beschwerden ist aber nicht das »Stresshormon« Cortisol selbst die Ursache, sondern ein »gestresstes«, fehlreguliertes System verschiedener Botenstoffe unseres Körpers.

Es ist also wichtig, Stress ganzheitlich zu verstehen. Es reicht nicht, nur auf Gedanken oder Gefühle zu schauen. Auch Ernährung, Lebensstil, Umwelt und Mikronährstoffstatus entscheiden darüber, wie gut unser System mit Belastung umgehen kann. Nur wenn wir begreifen, wie viele Formen von Stress es gibt und wie tiefgreifend sie unseren Körper beeinflussen, können wir wirksame Schritte in Richtung Gesundheit gehen. Der Schlüssel liegt dabei nicht in der völligen Vermeidung von Stress, sondern in der Wiederherstellung des inneren Gleichgewichts.

Stress als zentrales Regulationsprinzip im Körper

Stress ist nicht nur ein Gefühl. Er ist ein tiefgreifendes biologisches Signal, das den gesamten Organismus betrifft. Im Zentrum dieser Regulation steht Cortisol, das wichtigste Stresshormon des Körpers. Es ist gewissermaßen der Dirigent einer vielstimmigen biologischen Reaktion, die entscheidet, ob unser Körper in den Modus der Verteidigung oder der Erholung schaltet. Cortisol fungiert dabei als Brücke zwischen Reiz und Reaktion, zwischen Psyche und Physis. Sobald das Gehirn eine Stresssituation registriert, aktiviert es über die Hypothalamus-Hypophysen-Nebennieren-Achse die Ausschüttung von Cortisol. Dieses Hormon wirkt nicht punktuell, sondern es entfaltet seine Wirkung systemübergreifend in nahezu allen Organ- und Regelkreisen.

Cortisol hat Einfluss auf mehrere Systeme (es wirkt multisystemisch):

- **Hormonsystem:** Cortisol beeinflusst die Ausschüttung und Wirksamkeit von Sexualhormonen (zum Beispiel Testosteron, Progesteron, Östrogen), hemmt die Schilddrüsenfunktion und blockiert zentrale Steuerungshormone (zum Beispiel luteinisierendes Hormon [LH], follikelstimulierendes Hormon [FSH], Thyreoidea stimulierendes Hormon [TSH]). Die Folgen eines gestörten Cortisols und somit Hormonhaushalts umfassen Zyklusunregelmäßigkeiten, Libidoverlust, unerfüllten Kinderwunsch und hormonelle Erschöpfung.
- **Immunsystem:** Cortisol wirkt zunächst entzündungshemmend – ein wichtiger Schutzmechanismus bei akuten Belastungen. Doch bei dauerhafter Ausschüttung kommt es zu einer paradoxen Reaktion: Das Immunsystem wird geschwächt oder reagiert über mit erhöhter Infektanfälligkeit, Autoimmunreaktionen und chronischen Entzündungen.
- **Nervensystem:** Chronischer Stress verändert die Aktivität von Neurotransmittern wie Serotonin, Dopamin und Gamma-Amino-Buttersäure (GABA). Die Folgen: emotionale Instabilität, Reizbarkeit, depressive Verstimmungen oder Ängste. Auch das vegetative Nervensystem gerät aus dem Gleichgewicht – wir fühlen uns entweder dauerhaft »on« oder wie betäubt.
- **Stoffwechsel:** Cortisol erhöht den Blutzuckerspiegel, fördert die Einlagerung von Bauchfett, hemmt den Muskelaufbau und kann langfristig zur Insulinresistenz führen – ein Risikofaktor für Typ-2-Diabetes und Herz-Kreislauf-Erkrankungen.

Diese weitreichenden Effekte zeigen sich im Alltag oft durch unspezifische, aber belastende Symptome, darunter sind:

- **Schlafstörungen:** Einschlafprobleme oder nächtliches Aufwachen sind oft ein Zeichen für gestörte Cortisolrhythmen.
- **Verdauungsprobleme:** Reizdarm, Blähungen, Unverträglichkeiten – Stress reduziert die Magensäureproduktion und stört die Darmbewegung.
- **Libidoverlust:** Stress »drosselt« Fortpflanzungssysteme, da in akuter Gefahr Reproduktion nicht überlebensnotwendig ist.

- **Konzentrationsstörungen und *brain fog:*** Das Gehirn wird im Alarmzustand mit Stresshormonen überflutet und die kognitiven Funktionen leiden.
- **Zyklusbeschwerden:** Stresshormone verdrängen Progesteron, hemmen den Eisprung und führen zu PMS-ähnlichen Beschwerden (PMS: prämenstruelles Syndrom).
- **Infektanfälligkeit:** Ein dauerhaft gestresster Körper kann keine effektive Immunabwehr aufrechterhalten und es kommt zu häufigeren oder längeren Infekten.

All das zeigt: Stress ist nicht nur ein Gefühl – er ist ein biologischer Zustand, der auf allen Ebenen wirkt. Wer Cortisol versteht, versteht deshalb nicht nur sein Stresslevel, sondern bekommt einen Schlüssel zur ganzheitlichen Gesundheitsregulation.

DAS GLEICHGEWICHT IST ENTSCHEIDEND

In dem Moment, in dem wir Cortisol erwähnen, beginnen viele Menschen, in Begriffen von »zu viel« oder »zu wenig« zu denken. Doch in Wahrheit ist nicht der absolute Wert entscheidend, sondern das Gleichgewicht. Gesundheit bedeutet nicht, dass Cortisol möglichst niedrig sein sollte, sondern dass es in einem natürlichen Rhythmus schwingt, der sich den Anforderungen des Lebens flexibel anpasst.

Cortisol folgt einem zirkadianen Rhythmus, der eng mit unserer inneren Uhr und dem Tageslicht verbunden ist. In einem gesunden System ist der Cortisolspiegel am frühen Morgen am höchsten. Es hilft uns, aufzustehen, Energie zu mobilisieren und in Gang zu kommen. Im Laufe des Tages nimmt der Cortisolspiegel dann allmählich ab und sinkt am Abend auf seinen niedrigsten Stand, was die Freisetzung von Melatonin und die Regeneration während des Schlafs ermöglicht.

Dieser Rhythmus ist nicht zufällig, sondern das Ergebnis jahrtausendelanger biologischer Anpassung an Licht, Aktivität und Ruhe. Gerät er aus dem

Gleichgewicht – etwa durch Schlafmangel, ständige Reizüberflutung, falsche Ernährung oder chronische Belastung –, wird nicht nur unser Energiehaushalt gestört, sondern das gesamte Zusammenspiel unserer Körpersysteme.

Das medizinische Konzept der Homöostase beschreibt genau dieses Gleichgewicht: den Zustand innerer Stabilität trotz äußerer Veränderungen. Cortisol ist dabei ein zentraler Regler: Es gleicht aus, passt an, schützt und stabilisiert. Doch unter Dauerstress wird dieser Mechanismus überbeansprucht. Was kurzfristig eine gesunde Reaktion ist, wird langfristig zur Dysregulation: Das System verliert seine Flexibilität, es »friert ein« oder reagiert über.

Genau das ist der Moment, in dem Symptome entstehen. Und genau hier liegt die Gefahr der dauerhaften Aktivierung: Wenn der Körper ständig in Alarmbereitschaft ist, fehlt die Phase der Erholung. Die Nebennieren feuern dauerhaft Signale ab, bis sie irgendwann in eine Schutzstarre gehen. Das kann Erschöpfung, Cortisolmangel, Entzündung, Hormonchaos, Energiemangel zur Folge haben.

Das Ziel ist also nicht, Cortisol zu bekämpfen oder in Schubladen wie »gut« und »schlecht« zu stecken. Sondern es geht darum, wieder in die natürliche Wellenbewegung des Lebens zurückzufinden: Aktivität und Ruhe, Spannung und Entspannung, Sympathikus und Parasympathikus – alles hat seinen Platz.

Dieses Gleichgewicht ist kein Idealzustand, sondern ein dynamischer Prozess, den wir jeden Tag neu gestalten können, und zwar durch unsere Entscheidungen, unsere Rhythmen und unsere Selbstwahrnehmung.

INFO

Der **Sympathikus** ist der Teil des Nervensystems, der den Körper in Alarm- und Leistungsbereitschaft versetzt *(fight or flight)*. Er erhöht Puls, Blutdruck und Energieverbrauch.

Der **Parasympathikus** ist der Gegenspieler des Sympathikus und steht für Ruhe und Regeneration. Er fördert Verdauung, Schlaf, Heilung und Erholung.

CHRONISCHER STRESS MACHT KRANK

Stress ist nicht grundsätzlich schlecht – das haben wir bereits gesehen. Doch wenn der Ausnahmezustand zur Dauerschleife wird, wird aus einer natürlichen Anpassungsreaktion ein gefährlicher Krankmacher. Unser Körper ist nicht für permanente Alarmbereitschaft gemacht. Wenn Cortisol dauerhaft auf hohem Niveau ausgeschüttet wird oder später gar nicht mehr ausreichend reguliert werden kann, entstehen vielschichtige gesundheitliche Störungen, sowohl auf körperlicher als auch auf psychischer Ebene (vergleiche Kapitel 2).

Körperliche Folgen

Chronischer Stress bringt zentrale Steuerungssysteme aus dem Takt. Die Folge sind körperliche Disbalancen, die sich häufig schleichend entwickeln, darunter:

- **Insulinresistenz:** Cortisol erhöht den Blutzuckerspiegel, was auf Dauer zu einer verminderten Insulinwirkung führt. Das Risiko für Typ-2-Diabetes, Fettleber und Übergewicht steigt.
- **Schilddrüsenunterfunktion:** Stress hemmt die Umwandlung des Schilddrüsenhormons Thyroxin (T4) in das aktive T3 und fördert die Produktion von Reverse-T3 – ein häufiger, aber oft übersehener Mechanismus bei funktionellen Schilddrüsenstörungen.
- **Leaky Gut:** Stress verändert die Darmbarriere, fördert Entzündungsprozesse und stört das Mikrobiom. Die Folge sind Nahrungsmittelunverträglichkeiten, Blähungen, Immunreaktionen.
- **Autoimmunität:** Cortisol beeinflusst das Immunsystem; bei Dysregulation kann es zu einer verstärkten Bildung von Autoantikörpern kommen, wie bei der Hashimoto-Krankheit (einer Erkrankung der Schilddrüse), Rheuma oder Multiple Sklerose (MS).
- **Weitere mögliche Folgen:** Muskelabbau, Osteoporose, Bluthochdruck und chronische Schmerzen.

INFO

Bei **Autoimmunerkrankungen** greift das Immunsystem irrtümlich körpereigenes Gewebe an. Beispiele sind Hashimoto-Thyreoiditis, Rheuma, Multiple Sklerose oder Typ-1-Diabetes.

Psychische Folgen

Dauerstress belastet das Nervensystem stark. Neurotransmitter geraten aus dem Gleichgewicht, Strukturen wie Hippocampus und Amygdala verändern sich. Das kann verschiedene Symptome auslösen:

- **Angstzustände:** Die Reizverarbeitung im Gehirn wird empfindlicher; selbst harmlose Reize werden als bedrohlich wahrgenommen.
- **Reizbarkeit und emotionale Instabilität:** Stress senkt die Reizschwelle; das Nervensystem ist überflutet.
- **Depressive Verstimmungen:** Niedriges Cortisol kann zu Antriebslosigkeit, Hoffnungslosigkeit und sozialem Rückzug führen.
- **Schlafstörungen:** Ein gestörter Cortisolrhythmus wirkt sich direkt auf die Ausschüttung des »Schlafhormons« Melatonin und damit auf Einschlaf- und Durchschlafverhalten aus.
- **Innere Unruhe:** Der Körper steht ständig unter Spannung; selbst in Ruhephasen ist kein »Abschalten« möglich.

Verhaltensänderungen durch Dauerstress

Chronischer Stress verändert nicht nur unseren Körper, sondern auch unser Verhalten – oft unbewusst. Das kann sich in folgenden Verhaltensweisen äußern:

- **Emotionales Essen:** Der Körper verlangt nach schneller Energie, vor allem süß, fettig oder salzig.
- **Sozialer Rückzug:** Erschöpfung führt zu Isolation, das Bedürfnis nach Ruhe überlagert Verbindung.
- **Verlust von Motivation:** Was früher Freude gemacht hat, erscheint sinnlos oder zu anstrengend.

- **Perfektionismus und Kontrollzwang:** Viele reagieren mit »noch mehr Leistung«, was den Teufelskreis verstärkt.
- **Reizbarkeit und Impulsivität:** Selbst kleine Auslöser führen zu Wutausbrüchen oder Rückzug.

Chronischer Stress ist also kein abstraktes Phänomen. Er hinterlässt Spuren auf allen Ebenen. Wer ihn nicht erkennt und reguliert, läuft Gefahr, langfristig körperlich, seelisch und sozial zu erkranken.

SELBSTREGULATION

Wir leben in einer Gesellschaft, die Aktivität über alles stellt. Höher, schneller, effizienter: So lauten die unausgesprochenen Gesetze unseres Alltags. Doch in der Biologie funktioniert das anders. Gesundheit entsteht nicht durch Dauerleistung, sondern durch Rhythmus. Für jedes Hoch braucht es ein Tief, für jede Anspannung eine Entspannung, für jedes Tun ein Innehalten. Und genau hier liegt der Schlüssel zur Heilung: in der Wiederherstellung des Gleichgewichts.

Cortisol ist ein Teil dieses Rhythmus. Es darf ansteigen, wenn wir Energie brauchen, wenn wir fokussiert arbeiten, wenn wir uns körperlich oder emotional fordern. Aber genauso wichtig ist, dass es wieder sinken darf. Dass unser Nervensystem lernt, loszulassen. Dass wir Regeneration nicht als Schwäche, sondern als Voraussetzung für Heilung begreifen.

In einer Welt voller Reize, To-dos und Dauererreichbarkeit wird Erholung zur bewussten Entscheidung und damit zu einer der wichtigsten Gesundheitsstrategien unserer Zeit. Wer sein Stressmanagement nicht ernst nimmt, arbeitet gegen seinen eigenen Körper. Und das passiert oft unbemerkt, bis sich Symptome bemerkbar machen. Doch wer lernt, sich selbst zu regulieren, schafft die Grundlage für echte, tiefgreifende Heilung. Diese Fähigkeit zur Selbstregulation – also der bewusste Umgang mit dem eigenen Nervensystem – ist das vielleicht mächtigste Instrument für langfristige Gesundheit. Sie entscheidet darüber, wie wir mit Herausforderungen umgehen, wie schnell wir regenerieren, wie belastbar wir sind und wie wir in Verbindung mit uns selbst und anderen bleiben.

1

Grundlagen: Was ist Cortisol?

MEHR ALS NUR EIN STRESSHORMON

Cortisol ist ein Hormon, das in der sogenannten *Zona fasciculata* der Nebennierenrinde produziert und dessen Konzentration durch die Hypothalamus-Hypophysen-Nebennieren-Achse reguliert wird. Die Hauptaufgabe von Cortisol besteht in der Aufrechterhaltung des inneren Gleichgewichts, vor allem in herausfordernden Situationen. Es ist ein Hormon, das sich dem Bedarf anpasst: Es mobilisiert Energie bei Bedarf, hält Entzündungen in Schach, beeinflusst die Immunantwort, stabilisiert den Blutdruck und vermittelt dem Körper das Gefühl, bereit zu sein. Cortisol wird oft vorschnell als »Stresshormon« bezeichnet, da es den Körper in akuten Stresssituationen auf »Kampf oder Flucht« vorbereitet. Doch tatsächlich ist es viel mehr als das.

Definition und Funktion

Cortisol ist ein lebenswichtiges Hormon, das zur Gruppe der Glukokortikoide gehört, einer Untergruppe der Steroidhormone, die aus Cholesterin gebildet werden. Als das Endprodukt der Hypothalamus-Hypophysen-Nebennieren-Achse (HPA-Achse) ist Cortisol wesentlich für die Regulierung der biologischen Stressreaktion und dient gleichzeitig als zentraler Schalter für zahlreiche physische und psychische Prozesse.

Wann und wie es freigesetzt wird, bestimmt weitgehend, wie unser Stoffwechsel funktioniert, wie unser Immunsystem reagiert, wie wir schlafen, wie wir verdauen, wie wir denken – und wie wir uns fühlen. In der funktionellen Medizin wird Cortisol daher als Biomarker für den Zustand des Gleichgewichts im gesamten System genutzt, also um zu beurteilen, wie gut eine Person sowohl mit inneren als auch äußeren Belastungen aus physischer und emotionaler Sicht umgehen kann.

Was Cortisol besonders macht, ist seine doppelte Rolle: Es ist lebensnotwendig und gleichzeitig potenziell gesundheitsgefährdend. In akuten Situationen rettet es unser Leben, indem es uns mit Energie versorgt, nicht essenzielle Funktionen herunterfährt und Fokus sowie Reaktionsfähigkeit steigert.

Doch wenn man in einem Alarmzustand bleibt, wird dieser Schutz zur Bedrohung: Entzündungen werden gefördert, der Blutzucker entgleist, das Immunsystem wird ausgebremst und das Hormonsystem gerät aus dem Gleichgewicht.

Die moderne Wissenschaft – insbesondere die Stressforschung, Psychoneuroimmunologie und Endokrinologie – liefert heute eindeutige Belege für die weitreichenden Effekte von Cortisol auf nahezu jedes Organsystem. Wir wissen inzwischen, dass chronisch erhöhte oder entgleiste Cortisolspiegel mit einer Vielzahl chronischer Erkrankungen assoziiert sind: von Typ-2-Diabetes, Adipositas, Bluthochdruck und Herz-Kreislauf-Erkrankungen bis hin zu Depressionen, Schlafstörungen, Autoimmunerkrankungen und neurodegenerativen Prozessen.

Trotz dieser Erkenntnisse fehlt in der klassischen Medizin häufig das Bewusstsein für die zentrale Rolle von Cortisol. Zu oft wird Stress als »psychosomatisches Randthema« abgetan, wobei Cortisoldisbalancen in der Diagnostik übersehen werden. Patientinnen und Patienten erhalten Medikamente gegen Symptome wie Schlafstörungen, Zyklusprobleme oder chronische Erschöpfung, ohne dass jemals die Hypothalamus-Hypophysen-Nebennieren-Achse, die Cortisolrhythmik oder begleitende Nährstoffdefizite betrachtet werden. Dabei ist das Gleichgewicht von Cortisol entscheidend für einen balancierten Stoffwechsel, ein gut reguliertes Immunsystem, gesunde Gehirnfunktionen und eine ausgeglichene Stimmung: Chronisch hohe oder niedrige Werte können ernsthaften Schaden anrichten.

ENERGIE- UND STOFFWECHSELREGULATION

Cortisol spielt eine Schlüsselrolle im Energiestoffwechsel: Es fördert die Glukoneogenese, also die Herstellung von Glukose aus Eiweiß und anderen Nicht-Kohlenhydratquellen – insbesondere in der Leber. Dies stellt sicher, dass in Stresssituationen ausreichend Zucker für Gehirn und Muskulatur zur Verfügung steht. Gleichzeitig wirkt Cortisol insulinantagonistisch, hemmt also die Wirkung von Insulin – was kurzfristig sinnvoll ist, aber langfristig problematisch werden kann (zum Beispiel bei chronischem Stress oder Insulinresistenz).

Außerdem stellt Cortisol als sogenanntes kataboles Hormon in Stresszeiten maximal Energie bereit, vor allem in Form von Glukose. Dies erfolgt auf verschiedenen Wegen:

- **Steigerung der Glukoneogenese:** Cortisol stimuliert in der Leber die Neubildung von Glukose. Dadurch steigt der Blutzuckerspiegel an. Gleichzeitig hemmt Cortisol die periphere Glukoseverwertung (zum Beispiel in Muskel- und Fettzellen) und fördert dadurch das Entstehen einer Insulinresistenz. Diese Effekte gewährleisten eine ausreichende Glukoseversorgung des Körpers unter Bedingungen von Nahrungsmangel oder Stress. Aber ständig hohe Cortisolspiegel können zu Hyperglykämie und sogar zu einem diabetesähnlichen Zustand führen.
- **Proteinabbau und Muskulatur:** Cortisol wirkt proteinkatabol, das heißt, es fördert in der Muskulatur (aber auch in Haut, Knochen et cetera) den Abbau von Protein zu Aminosäuren. Diese Aminosäuren dienen wiederum als Substrat für die Glukoneogenese in der Leber. Langfristig führt dies zu Muskelschwund und Muskelschwäche, wie man es zum Beispiel bei Morbus Cushing (chronischer Cortisolüberschuss) beobachtet. Auch Studien bestätigen, dass Cortisol den Proteinabbau im Muskel fördert und so die Glukosebereitstellung auf Kosten der Muskelmasse erhöht.[1,2]
- **Fettstoffwechsel:** Die Effekte von Cortisol auf Fettgewebe sind zweigeteilt. Akut steigert Cortisol – synergistisch mit Katecholaminen (Adrenalin, Noradrenalin) – die Lipolyse, also die Freisetzung von freien Fettsäuren aus den peripheren Fettspeichern, damit der Körper diese als Energiequelle nutzen zu kann. Langfristig zeigt sich jedoch eine Umlagerung des Fettgewebes. Es kommt zu vermehrter Fetteinlagerung im viszeralen Bereich (Bauchraum, Stamm) bei gleichzeitig Abbau des Unterhautfettgewebes an den Armen und Beinen. Bei chronisch erhöhten Cortisolspiegeln kommt es dadurch zu der typischen Stammfettsucht (zentrale Adipositas). Cortisol erhöht zudem die Aktivität des Enzyms Lipoprotein-Lipase im Fettgewebe, was die Speicherung von Triglyzeriden begünstigt. Insgesamt fördert ein anhaltender Cortisolüberschuss also die Bildung von viszeralem Fett und dysreguliert den Fettstoffwechsel, was häufig in Dyslipidämie (zu viel Fett im Blutkreislauf) und Insulinresistenz gipfelt.

Die beschriebenen metabolischen Wirkungen sind evolutionsbiologisch sinnvoll und nötig, damit der Körper in Stresssituationen mit Energie versorgt wird. Bei dauerhaft hohem Cortisolspiegel fügen sie unserem System aber Schäden zu. Chronischer Stress mit chronischer Cortisolerhöhung begünstigt eine »cushingoide« Stoffwechsellage. Dies wurde in den letzten Jahren vermehrt erforscht. So zeigten Forscher etwa, dass eine chronische Überaktivierung der Hypothalamus-Hypophysen-Nebennieren-Achse einen dem metabolischen Syndrom ähnlichen Zustand hervorruft, der unter anderem durch Insulinresistenz, viszerale Adipositas und Hypertonie gekennzeichnet ist.[3] Umgekehrt können niedrige Cortisolspiegel (etwa bei Nebenniereninsuffizienz) zu Hypoglykämieneigung (Neigung zu Unterzuckerung) und Gewichtsverlust führen, da zum Beispiel die Stimulation der Glukoneogenese fehlt.

Das zeigt also nochmals deutlich, wie wichtig ein angemessener Cortisolspiegel für die Aufrechterhaltung des metabolischen Gleichgewichts ist.

ENTZÜNDUNGSHEMMUNG UND IMMUNMODULATION

Neben den metabolischen Effekten ist Cortisol auch einer der wichtigsten natürlichen Entzündungshemmer. Daher werden synthetische Cortisolderivate (zum Beispiel Prednisolon) auch therapeutisch eingesetzt, um beispielsweise Allergien, Autoimmunerkrankungen oder Entzündungen zu behandeln.

Die immunmodulatorischen Wirkungen von Cortisol sind vielfältig:

- **Hemmung proinflammatorischer Zytokine:** Cortisol unterdrückt die Genexpression und Freisetzung entzündungsfördernder Botenstoffe wie Interleukin-1, -2, -6, Tumornekrosefaktor-α (TNF-α) und Interferon-γ. Schon geringe Erhöhungen des Cortisolspiegels führen über den Glukokortikoid-Rezeptor zu einer Unterdrückung von Genen, die die genetische Information für Entzündungsmediatoren tragen (etwa durch Hemmung eines bestimmten sogenannten Transkriptionsfaktors namens NF-κB).
- **Beeinflussung von Immunzellen:** Cortisol hemmt die Aktivierung sowie Vermehrung von T-Lymphozyten (T-Zellen) und beeinflusst die Funktion von Monozyten beziehungsweise Makrophagen, also bestimmten weißen Blutkörperchen. Es erschwert zudem die Einwanderung dieser Zellen in entzündetes Gewebe. Auch die Antigenpräsentation durch dendritische Zellen und die Produktion von Antikörpern durch B-Zellen werden durch Cortisol gedrosselt. Das Immunsystem wird also durch Cortisol insgesamt »runtergefahren« (immunsuppressive Wirkung). In akuten Stresssituationen kann dies sinnvoll sein, um überschießende Entzündungsreak-

tionen zu vermeiden. Allerdings erhöht ein langfristig hoher Cortisolspiegel die Anfälligkeit für Infekte, da Immunantworten abgeschwächt sind.

- **Antiallergische Effekte:** Glukokortikoide stabilisieren Mastzellen, reduzieren die Histaminfreisetzung und fördern die Apoptose (den Zelltod) von eosinophilen Granulozyten. Weil genau diese Mechanismen eine Allergie fördern, mindert Cortisol also allergische Sofortreaktionen und chronische Entzündungen (zum Beispiel bei Asthma). Diese starke antiallergische Wirkung ist ein weiterer Grund, warum Cortisonpräparate klinisch breit eingesetzt werden.

INFO

T-Zellen sind Immunzellen, die fremde Zellen erkennen und steuern können. Je nach Subtyp übernehmen sie unterschiedliche Aufgaben: T-Helferzellen (TH-Zellen) lenken die Immunreaktion, Treg-Zellen bremsen sie und CD8-T-Zellen können infizierte Zellen zerstören.

B-Zellen sind Immunzellen, die Antikörper bilden und dadurch Krankheitserreger gezielt bekämpfen. Sie sind ein zentraler Bestandteil der erworbenen Immunabwehr.

Interessanterweise wirken niedrige (physiologische) Cortisolspiegel teils immunstimulierend, während hohe Spiegel immunsuppressiv sind. Cortisol hilft also, die Balance des Immunsystems zu halten: Akut begrenzt es Entzündungen, bei chronischer Erhöhung kann es jedoch zu einer dauerhaften Dämpfung der Immunabwehr kommen.

Cortisol ist also unverzichtbar, um überschießende Entzündungen zu kontrollieren; es signalisiert also ein »Innehalten«. Bei lang anhaltendem Stress kann die ständige Cortisolausschüttung jedoch die Immunüberwachung schwächen – man wird anfälliger für Infektionen, und Wundheilungsprozesse laufen verlangsamt ab. Umgekehrt können zu niedrige Cortisolspiegel in einer mangelnden Dämpfung von Entzündungsreaktionen resultieren, was sich zum Beispiel in einer erhöhten Neigung zu Autoimmunerkrankungen zeigt. Die Wirkung von Cortisol auf das Immunsystem ist also eine Gratwanderung zwischen Schutz vor »zu viel« und ausreichender Abwehr.

EINFLUSS AUF GEHIRN, STIMMUNG UND GEDÄCHTNIS

Cortisol ist in der Lage, die Blut-Hirn-Schranke zu überwinden und im Gehirn Wirkungen zu entfalten. Besonders viele Glukokortikoid-Rezeptoren finden sich dabei in den Hirnregionen des Hippocampus, der Amygdala und im präfrontalen Cortex. Entsprechend der Funktionen dieser Hirngebiete hat Cortisol Einfluss auf unsere Stimmung, den Antrieb, die kognitive Leistungsfähigkeit, Aufmerksamkeit, Gedächtnisbildung und das Angstempfinden. Gleichzeitig beeinflusst es auch die Neurotransmitterbalance, insbesondere von Serotonin, Dopamin und Noradrenalin. Eine gesunde Cortisolausschüttung ist also essenziell für unsere Stimmung, Motivation und geistige Klarheit.

Und auch hier gilt wieder, dass die Balance entscheidend ist, denn ein Zuviel oder Zuwenig an Cortisol hat auch erhebliche Auswirkungen auf unser Gehirn. Kurzfristig moderate Anstiege des Cortisols (zum Beispiel im Rahmen der normalen zirkadianen Rhythmik oder bei leichtem Stress) können unsere kognitiven Funktionen vorübergehend verbessern.

Untersuchungen beschreiben beim Cortisol eine umgekehrt U-förmige Dosis-Wirkungs-Kurve: Mittlere Cortisollevel verbessern die Gedächtnisleistung, wohingegen sehr niedrige oder sehr hohe Spiegel die Kognition verschlechtern. Chronisch erhöhtes Cortisol wird mit Gedächtnisstörungen, Konzentrationsproblemen und sogar Hirnstrukturveränderungen in Verbindung gebracht. Studien an Tieren und an Menschen zeigen zum Beispiel, dass Dauerstress die Neubildung von Neuronen im Hippocampus hemmt und zu einer Abnahme hippocampaler Neurone führen kann, was Lern- und Erinnerungsfähigkeit beeinträchtigt.[4,5,6] Umgekehrt geht auch ein Cortisolmangel mit kognitiven Defiziten einher, vor allem verlangsamtes Denken und Konzentrationsschwäche.

BLUTDRUCK, APPETIT UND SCHLAF-WACH-RHYTHMUS

Cortisol ist eng an die Regulation des Blutdrucks gekoppelt: Es erhöht die Sensitivität (Empfindlichkeit) der Gefäße gegenüber Adrenalin und Noradrenalin und trägt so zur Aufrechterhaltung eines stabilen Kreislaufs bei. Zum anderen besitzt Cortisol in hoher Konzentration eine sogenannte Mineralokortikoidwirkung, das heißt, es ist in der Lage an Aldosteron-Rezeptoren in der Niere zu binden und die Rückresorption von Natrium und Wasser in den Nieren zurück ins Blut zu fördern, was wiederum den Blutdruck steigert.

Chronisch erhöhtes Cortisol führt daher zu vermehrtem Volumen in den Blutgefäßen (Volumenretention) und Bluthochdruck. Patienten mit Cushing-Syndrom entwickeln häufig einen Bluthochdruck, und auch bei stressbelasteten Personen wurde ein Zusammenhang zwischen erhöhten Cortisolwerten, Hypertension und vermehrten kardiovaskulären Ereignissen, also zum Beispiel einem Herzinfarkt, beobachtet. Umgekehrt zeigen sich bei einem Cortisolmangel oft ein zu niedriger Blutdruck, Schwindel und Probleme mit dem Kreislauf bei zu schnellem Aufstehen.

Auch Appetit und Hungergefühl werden über Cortisol gesteuert. Vielen ist das Phänomen des Stressessens bekannt und tatsächlich spielt Cortisol dabei eine große Rolle. Nach akutem Stress ist der Appetit zunächst reduziert (vor allem durch Adreanlin und Noradrenalin bedingt). Hält der Stress jedoch an, sorgt Cortisol dafür, dass die Energiereserven wieder aufgefüllt werden: Chronisch erhöhtes Cortisol steigert den Appetit. Es bewirkt im Hypothalamus eine vermehrte Ausschüttung des Hungerhormons Ghrelin und vermindert gleichzeitig die Wirkung des Sättigungshormons Leptin, sodass es langfristig zu einer sogenannten Leptinresistenz kommt. Die Folge ist verstärkter Hunger, besonders auf kalorienreiche »Komfortnahrung« (Zucker, Fett), da Cortisol hierbei das Belohnungssystem beeinflusst und hochkalorische Nahrung »attraktiver« macht.

Cortisol ist auch eng mit dem zirkadianen Rhythmus verbunden und folgt unter normalen Bedingungen einem ausgeprägten Tagesrhythmus. In den frühen Morgenstunden, etwa gegen 6 bis 8 Uhr, steigt die Konzentration im Blut steil an und erreicht das Maximum etwa 30 bis 45 Minuten nach dem Aufwachen (sogenannte *cortisol awakening response*, CAR). Dieser morgendliche Peak hilft uns beim Aufwachen und Mobilisieren von Energie für den Tag. Anschließend fallen die Cortisolspiegel im Verlauf des Tages langsam ab und erreichen gegen Mitternacht ein Tief, um einen ruhigen Schlaf zu ermöglichen. Eine gestörte Cortisoldynamik kann daher zu Schlafproblemen, morgendlicher Erschöpfung oder Abendunruhe führen.

Cortisol ist also ein zentraler Taktgeber des Körpers – nicht nur in Ausnahmesituationen, sondern jeden Tag. Es ist unverzichtbar für Energie, Entzündungsregulation, geistige Leistung und Hormonbalance. Zu viel oder zu wenig Cortisol ist problematisch, aber erst das Verständnis für seine Funktion ermöglicht es uns, gezielt ins Gleichgewicht zurückzufinden.

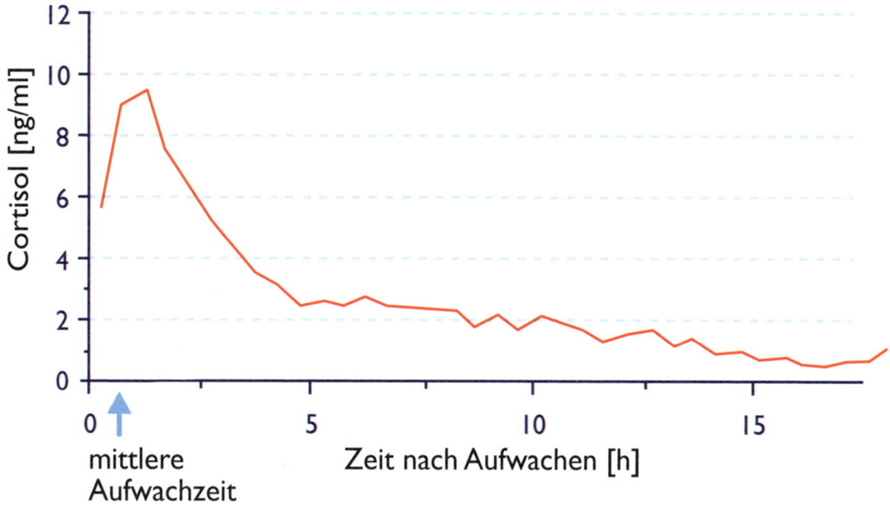

Typisches Tagesprofil des Cortisols. Morgens kommt es zu einem steilen Anstieg (Cortisol-Awakening-Reaktion) und einem Peak zwischen circa 6 und 8 Uhr. Danach fällt der Spiegel kontinuierlich ab und erreicht nachts ein Minimum.

Produktion in der Nebennierenrinde

Cortisol wird im Körper nicht zufällig produziert – seine Herstellung folgt einem präzise gesteuerten hormonellen Regelkreis, der fein auf innere und äußere Reize reagiert. Gebildet wird Cortisol in den Nebennieren, genauer gesagt in der mittleren Schicht der Nebennierenrinde, der *Zona fasciculata*. Ausgehend von Cholesterin wird Cortisol über mehrere Zwischenschritte produziert.

Die Steuerung der Cortisolproduktion erfolgt – wie bereits zuvor erwähnt – über die Hypothalamus-Hypophysen-Nebennieren-Achse. Diese Achse ist das zentrale Stressregulationssystem des Körpers und funktioniert wie ein biologisches Frühwarn- und Anpassungssystem.

So funktioniert die Hypothalamus-Hypophysen-Nebennieren-Achse:

1. Der Hypothalamus im Zwischenhirn registriert einen physischen oder psychischen Stressreiz, zum Beispiel Lärm, Kälte, Infekt, Schmerz, emotionale Belastung, Unterzuckerung.

2. Daraufhin wird im Hypothalamus das Corticotropin-Releasing-Hormon (CRH) ausgeschüttet.
3. CRH stimuliert die Hypophyse (Hirnanhangsdrüse), die daraufhin das adrenocorticotrope Hormon (ACTH) produziert.
4. ACTH wirkt auf die Nebennierenrinde und regt dort die Bildung und Freisetzung von Cortisol an.
5. Cortisol wieder bremst durch negative Rückkopplung die Freisetzung von CRH und ACTH (Homöostase!), um eine Überproduktion zu verhindern.

Das ist ein ausgeklügelter Selbstregulierungsmechanismus, solange er nicht durch chronische Belastungen, Schlafmangel, Entzündungen oder psychischen Dauerstress gestört wird. Dieser Vorgang passiert nicht nur bei akuten Stresssituationen, sondern läuft jeden Tag in einem zirkadianen Rhythmus ab.

Oft wird angenommen, dass die Nebennieren bei chronischem Stress einfach »leer« seien, ähnlich einer Batterie. In diesem Zusammenhang wird oft von einer Nebennierenermüdung gesprochen, doch aus medizinisch-endokrinologischer Sicht ist das nicht korrekt.

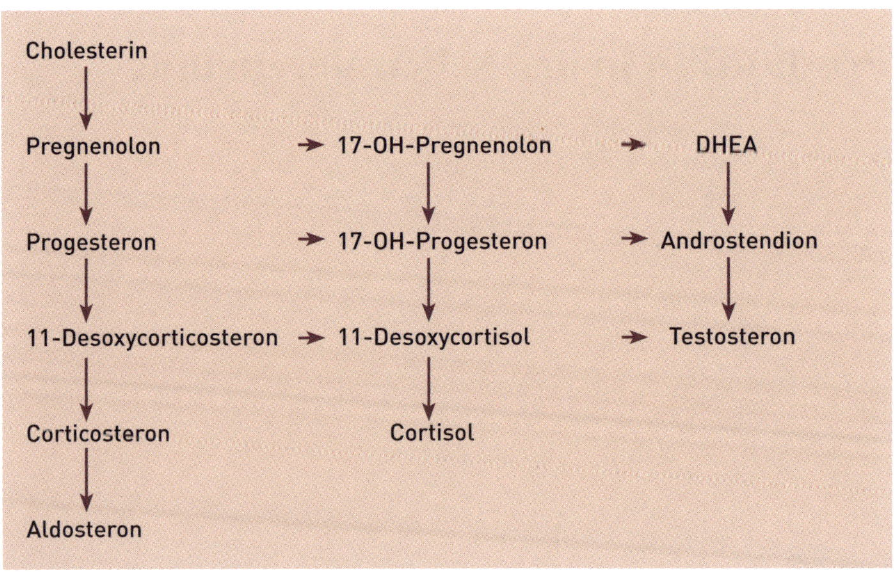

Cortisolsyntheseweg (enzymatische Darstellung) mit Zwischenprodukten und Enzymen

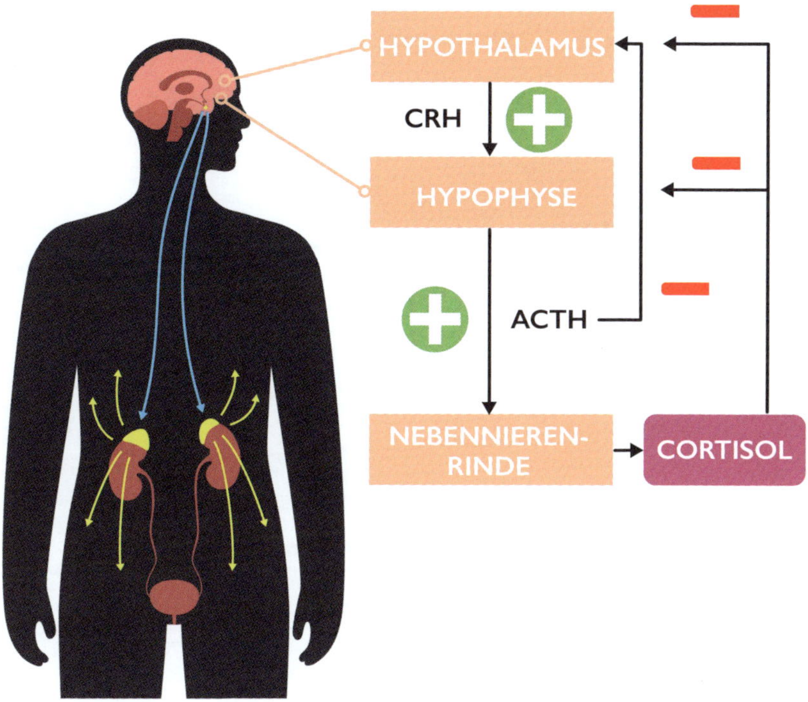

Die HPA-Achse steuert die Ausschüttung von Cortisol, indem der Hypothalamus und die Hypophyse hormonelle Signale an die Nebennieren senden und das freigesetzte Cortisol die Aktivität dieses Systems rückkoppelt.

Zwar ist es richtig, dass Cortisol im Laufe chronischer Belastung zu niedrig werden kann. Doch die Nebennieren selbst erschöpfen nicht, sondern es kommt vielmehr zu einer dysregulierten Steuerung der Nebennieren. Der Körper fährt gewissermaßen den Output herunter, um sich selbst zu schützen, zum Beispiel durch herabgesetzte CRH/ACTH-Produktion oder eine veränderte Rezeptorsensitivität. Er geht quasi in einen Notstrommodus. Ein ähnliches Bild findet sich übrigens auch bei posttraumatischen Belastungsstörungen (PTBS), bei denen Patientinnen und Patienten trotz hoher Stresssymptomatik niedrige Cortisolwerte zeigen.

Die Lösung liegt deshalb nicht in der »Stimulierung der Nebenniere«, sondern in der Wiederherstellung der Steuerungsfähigkeit über Lebensstil, Nervensystemregulation und biologische Ressourcen.

Tägliche Schwankungen: Der Cortisol-Tagesrhythmus

Cortisol folgt – wie viele andere Hormone im Körper – einem zirkadianen Rhythmus, also einem biologischen Tagesverlauf, der sich an Licht, Aktivität und Ruhephasen orientiert. Außerdem wird Cortisol nicht kontinuierlich ausgeschüttet, sondern pulsatil in etwa stündlichen Schüben. Dieser Rhythmus wird zentral gesteuert durch den *Nucleus suprachiasmaticus* (SCN) im Hypothalamus. Der *Nucleus suprachiasmaticus* empfängt Informationen über den Wechsel von Licht und Dunkelheit über die Augen und synchronisiert daraufhin hormonelle, neuronale und metabolische Prozesse im Körper. Cortisol ist dabei einer der wichtigsten Taktgeber innerhalb dieses Systems.

Insgesamt stellt der *Nucleus suprachiasmaticus* sicher, dass die Cortisolproduktion an den 24-Stunden-Tag angepasst ist. Lichtreize am Morgen stellen den SCN täglich neu, sodass Cortisol kurz nach dem Erwachen (nach circa 30 bis 45 Minuten) massenhaft ausgeschüttet wird (sogenannte Cortisol Awakening Response, CAR). Dabei wird oft über 50 Prozent der gesamten täglichen Cortisolausschüttung freigesetzt. Dieser Peak sorgt dafür, dass wir wach werden, Energie mobilisieren und geistig klar sind. Er ist ein natürlicher Weckruf, um uns auf Aktivität vorzubereiten. Über den Tag hinweg fällt der Cortisolspiegel allmählich ab. Es können kleinere, sekundäre Anstiege nach Mahlzeiten auftreten, da die Aufnahme von Nahrung kurzfristig Cortisolimpulse auslösen kann. Insgesamt bleibt der Trend jedoch abfallend: Am späten Nachmittag und Abend sind die Cortisolwerte deutlich niedriger als am Morgen. In der ersten Nachthälfte – normalerweise während des Tiefschlafs um Mitternacht oder um die frühen Morgenstunden herum – erreicht Cortisol seinen niedrigsten Punkt. Im letzten Drittel der Nacht beginnt Cortisol dann wieder zu steigen, noch bevor wir erwachen, damit zum Aufwachen ein ausreichender Spiegel vorliegt.[7]

Ein gesunder Cortisol-Tagesverlauf gleicht also einer Welle mit klaren Höhen und Tiefen. Je glatter und rhythmischer diese Welle verläuft, desto besser ist unsere körperliche und mentale Regulation. Der natürliche Cortisolverlauf kann durch verschiedene exogene (zum Beispiel Lebensstil, Umwelt) und endogene (zum Beispiel Gesundheitszustand) Faktoren beeinflusst werden. Diese Einflussfaktoren werden im Folgenden beschrieben.

LICHT

Tageslicht am Morgen (vor allem der blaue Spektralanteil) ist der wichtigste Impulsgeber für den Cortisolanstieg. Wenn wir morgens zu wenig natürliches Tageslicht sehen, fällt der morgendliche Peak abgeschwächter aus. Umgekehrt kann künstliches Licht am Abend, vor allem Blaulicht von Bildschirmen, die zirkadiane Rhythmik stören. Studien zeigen, dass abendliche Exposition gegenüber blauem Licht den Cortisolhaushalt so sehr beeinflusst, dass am nächsten Morgen erhöhte Cortisol-Basalspiegel auftreten können, die Awakening Response (CAR) aber abgeschwächt ausfällt.[8,9,10] Das heißt, der abendliche Blaulichtreiz kann dazu führen, dass Cortisol zur Schlafenszeit nicht ausreichend absinkt und erhöht in den Morgen hineingeht. Dadurch fällt der relative Anstieg nach dem Aufwachen geringer aus und wir fühlen uns in der Früh nicht wirklich wach und energiegeladen.

SCHLAFQUALITÄT

Damit wir nachts gut schlafen können und ausreichend in den Tiefschlaf kommen, fährt der Körper die Cortisolproduktion runter. Schlafmangel oder gestörte Schlafphasen können den Cortisolverlauf aus dem Takt bringen. Bei Schlaflosigkeit beispielsweise finden sich häufig erhöhte Cortisolspiegel während der Nacht, was sowohl Einschlafen als auch Durchschlafen erschwert. Cortisol hemmt die Ausschüttung von Melatonin, unserem Schlafhormon, weshalb ein zu hoher Cortisolwert am Abend das natürliche Schlafsignal unterdrückt. Umgekehrt führt chronischer Schlafentzug dazu, dass am späten Tag oder Abend vermehrt Cortisol produziert wird. Dies kann einen Teufelskreis erzeugen: Schlechter Schlaf erhöht das Cortisol und hohes Cortisol verschlechtert wiederum die Schlafqualität. Studien belegen zudem, dass anhaltende Schlafstörungen mit einer flacheren Cortisolkurve einhergehen können, das heißt, der Unterschied zwischen Morgenhoch und Abendtief verringert sich, was auf eine Fehlregulation der HPA-Achse hindeutet.[11,12,13]

ESSVERHALTEN UND BLUTZUCKER

Auch das Essverhalten, die Ernährung und der Blutzucker spielen in der Cortisolregulation eine Rolle. Sinkt der Blutzucker beispielsweise zu stark ab (zum Beispiel bei längeren Fastenperioden), schüttet der Körper vermehrt Cortisol (und Adrenalin) aus, um den Blutzucker anzuheben. Daher können sehr unausgeglichene Diäten mit wiederholten Unterzuckerungen (etwa durch zu viel Zuckerkonsum) zu Cortisolspitzen zu untypischen Tageszeiten führen, was den normalen Rhythmus stört. Untersuchungen deuten zudem darauf hin, dass das Auslassen von Frühstück erhöhte Cortisolspiegel im Tagesverlauf und einen abgeschwächten Abfall des Cortisols nach dem Morgen-Peak zur Folge haben kann. Demnach kann der Verzicht aufs Frühstück die typische Cortisolabsenkung verzögern und einen Zustand von »Dauerstress« im Stoffwechsel simulieren.

BEWEGUNG

Regelmäßige Bewegung stabilisiert den Cortisolrhythmus. Sie hilft dabei, dass der Cortisolspiegel morgens hoch und abends niedrig ist, indem sie Stress besser »verdaulich« macht und für erholsamen Schlaf sorgt.

Intensives Training ist zunächst ein akuter Stress für den Körper und führt zum vorübergehenden Anstieg von Cortisol. Dieser Anstieg jedoch ist physiologisch durchaus nützlich, denn er trainiert den Körper, effizient mit Cortisolspitzen umzugehen und danach wieder in die Balance zurückzufinden. Untersuchungen zeigen, dass regelmäßiger Sport zu tendenziell niedrigeren Basal-Cortisolwerten im Ruhezustand führt. Zudem normalisiert sich bei Trainierten nach einem Cortisolanstieg (zum Beispiel durch intensives Workout) der Spiegel schneller wieder, und die nächtliche Erholung verbessert sich.

STRESS

Akuter Stress führt unabhängig von der Tageszeit zu einer raschen Cortisolausschüttung. Sobald die akute Stresssituation vorüber ist, fällt Cortisol wieder auf Normallevel zurück. Problematisch wird es bei chronischem Stress, da dieser die Cortisolkurve nachhaltig verändert. Oft zeigt sich dann zunächst eine ständige Cortisolerhöhung, bei der Cortisol sowohl morgens als auch abends über dem Normalwert liegt. Wird der Stress zur Dauerbelastung, kann es zu einer Entgleisung der zirkadianen Rhythmik kommen. Die normalerweise deutlichen Hoch-Tief-Unterschiede flachen ab *(flattening)*. Dieses *flattened-cortisol-curve*-Phänomen bedeutet, dass der Körper nicht mehr angemessen auf Reize reagiert. Morgens fehlt der ausgeprägte Aufschwung und abends bleibt Cortisol verhältnismäßig zu hoch. Langfristig kann chronischer Stress sogar in eine Hypoaktivität der HPA-Achse münden, bei der insgesamt zu wenig Cortisol produziert wird.

JETLAG UND SCHICHTARBEIT

Dies sind zwei extreme Herausforderungen für unseren Cortisolrhythmus, da sie zu einer Diskrepanz zwischen unserer inneren Uhr und dem äußeren Hell-Dunkel-Zyklus führen. Bei einer schnellen Reise über mehrere Zeitzonen hinweg bleibt der *Nucleus suprachiasmaticus* zunächst auf dem Rhythmus des Ausgangsorts »stehen«. Infolgedessen werden Cortisolspitzen und -täler zur »falschen« Ortszeit ausgeschüttet. Erst nach einigen Tagen passt sich der *Nucleus suprachiasmaticus* schrittweise dem neuen Lichtzyklus an und damit normalisiert sich auch der Cortisolverlauf. Ähnlich – aber dauerhafter – wirken Nachtschichtarbeit und wechselnde Schichtpläne. Nachtarbeit verschiebt den Cortisolrhythmus um circa zwölf Stunden oder führt zu einer Abflachung der Tageskurve, wenn keine vollständige Anpassung gelingt. Studien haben gezeigt, dass Schichtarbeitende beim Aufwachen oft niedrigere Cortisolwerte aufweisen als vergleichbare Berufstätige, die tagsüber arbeiten.[14,15,16] Die Cortisol Awakening Response ist bei Nachtarbeitenden gedämpft, insbesondere wenn diese direkt nach einer Nachtschicht am Tag schlafen gehen – hier fehlt der übliche Licht- und Aktivitätsreiz am Morgen. Insgesamt wird die Cortisolproduktion bei Nachtarbeitenden häufig phasenverschoben und dysreguliert gemessen.

CORTISOL IN AKTION – ALS FREUND UND FEIND

Cortisol ist eines der faszinierendsten Hormone unseres Körpers. Es kann uns retten, aber auch belasten. In akuten Situationen schenkt es uns Energie, Fokus und Handlungsfähigkeit. Doch wenn es dauerhaft im Einsatz bleibt, kann es zum inneren Saboteur werden. In diesem Kapitel lernst du, wie Cortisol im Körper wirkt, warum es so wichtig ist und weshalb es in Balance gehalten werden sollte.

Cortisol und der Stressmechanismus

Stell dir vor, du wirst plötzlich von einem lauten Geräusch erschreckt oder stehst vor einer schwierigen Prüfung – dein Körper reagiert sofort. Diese Reaktion ist kein Zufallsprodukt, sondern Teil eines evolutionär verankerten Überlebensprogramms: der sogenannten *fight or flight*-Reaktion.

Dieses Programm wird vom Sympathikus (Teil des autonomen Nervensystems) und der HPA-Achse aktiviert. Diese zwei Systeme arbeiten eng zusammen, um uns in Millisekunden in einen Zustand höchster Leistungsfähigkeit zu versetzen.

AKUTE STRESSREAKTION – SEKUNDENSCHNELL

Bei einer akuten Stresssituation wird der Sympathikus sofort aktiviert. Innerhalb von Sekunden schüttet der Körper Adrenalin und Noradrenalin aus. Puls und Atemfrequenz steigen, die Muskeln werden durchblutet, die Pupillen weiten sich – man ist »kampf- oder fluchtbereit«. Etwas verzögert (nach wenigen Minuten) folgt die Aktivierung der HPA-Achse, was zu einer erhöhten Ausschüttung von Cortisol führt. Dieses wiederum stabilisiert und verlängert die Stressreaktion, damit wir auch in längeren Belastungen überleben können.

WAS BEWIRKT CORTISOL KONKRET IM STRESSMODUS?

Cortisol übernimmt in der akuten Stressreaktion eine zentrale Rolle, indem es verschiedene Prozesse auslöst oder moduliert, um den Körper optimal auf die Herausforderung einzustellen. Zu den kurzfristigen Wirkungen von Cortisol zählen unter anderem:

- Bereitstellung von Energie
- Blutdrucksteigerung
- Proteinabbau zur Energiegewinnung
- Hemmung nicht überlebenswichtiger Prozesse, zum Beispiel bestimmte Immunfunktionen, Verdauung, Libido, Fortpflanzung und Wachstum

Alle diese Veränderungen sind gut für kurzfristige Bedrohungen. In diesen Momenten hilft Cortisol, uns effizienter zu machen, Schmerzen und Entzündungen abzuwehren, bis die Gefahr vorüber ist.

Die normale Stressreaktion ist auch selbstbegrenzend: Ihre eingebauten Gegenmaßnahmen greifen, nachdem eine Bedrohung aufgehört hat. Cortisol bewirkt dann, dass der Hypothalamus und die Hypophyse (durch den negativen Rückkopplungsmechanismus) keine weiteren Stresshormone produzieren. So kehrt die Produktion von Adrenalin und Cortisol innerhalb von Minuten bis Stunden auf den Normalwert zurück und der Parasympathikus (der »Ruhenerv«) übernimmt wieder die Kontrolle, sodass sich Herzfrequenz und Atmung verlangsamen und die Verdauung sowie andere physiologische Prozesse wieder einsetzen. Der Körper kehrt in den Ruhezustand zurück und kann die verbrauchten Reserven regenerieren.

Problematisch wird es aber, wenn dieses Stresssystem dauerhaft aktiv bleibt. Es ist evolutionsbiologisch nämlich nicht dafür gemacht, ununterbrochen auf »Alarm« zu stehen.

WAS PASSIERT BEI CHRONISCHEM STRESS?

Wenn Stress zur Gewohnheit wird, zum Beispiel durch Dauerbelastung, emotionale Überforderung, Schichtarbeit oder Schlafmangel, bleibt das Stresssystem ständig aktiviert. Folglich bleibt Cortisol dauerhaft erhöht, verliert seinen üblichen Tagesrhythmus oder beginnt – je nach Phase – abzufallen, weil die HPA-Achse kaum noch Pausen bekommt und mit der Zeit dann desensibilisiert oder sogar herunterreguliert wird. Medizinerinnen und Mediziner sprechen dann von einem relativen Cortisolmangel (Hypocortisolismus), der zum Beispiel bei Burn-out-Patienten beobachtet wurde. In dieser Phase des »Ausgebranntseins« sind die Cortisolspiegel auffällig niedrig. Sowohl ein Zuviel an Cortisol über lange Zeit als auch ein Zuwenig nach Erschöpfung der Stressachse können den Körper erheblich belasten.

Die Konsequenzen umfassen ein breites Spektrum:

- Schlafstörungen, innere Unruhe in der Nacht, nicht erholsamer Schlaf und morgendliche Erschöpfung trotz ausreichend Stunden im Bett
- Blutzuckerprobleme, gesteigerter Appetit und Heißhunger
- Immunschwäche, Glukokortikoid-Resistenz von Immunzellen
- Stimmungsschwankungen, Antriebslosigkeit, depressive Verstimmungen und Ängste

- hormonelle Disbalancen, Zyklusstörungen, Libidoverlust, Fruchtbarkeitsprobleme
- chronische Entzündungen, Autoimmunerkrankungen, neurodegenerative Prozesse

Wie Cortisol andere Hormone beeinflusst

Cortisol wirkt nicht isoliert. Es ist Teil eines fein abgestimmten hormonellen Systems und Schwankungen im Cortisolhaushalt (insbesondere bei chronischem Stress) beeinflussen zahlreiche andere hormonelle Regelkreise. Je länger ein solches Ungleichgewicht besteht, desto größer wird die Gefahr, dass Stoffwechsel, Fortpflanzungsfähigkeit, Energiehaushalt und Stimmung aus dem Takt geraten.

CORTISOL UND INSULIN

Wie schon beschrieben, erhöht Cortisol den Blutzuckerspiegel, um Energie für Stressreaktionen bereitzustellen. Es wirkt dabei insulinantagonistisch, das heißt, es wirkt als Gegenspieler zum Insulin, das den Zucker eigentlich in die Zellen bringen soll. Die insulinantagonistische Wirkung umfasst unter anderem die Steigerung der Glukoneogenese (also die Neubildung von Zucker), Hemmung der Insulinausschüttung und Reduktion der Glukoseaufnahme in Muskeln und Fettgewebe.

Dauerhaft erhöhte Cortisolspiegel führen dazu, dass der Körper auf Dauer immer mehr Insulin ausschütten muss, um den Blutzucker zu regulieren, was langfristig zu einer Insulinresistenz führen kann. Das bedeutet, dass die Zellen unempfindlicher für die Wirkung des Insulins werden und Glukose dadurch weniger gut in die Zellen gelangen kann. Durch eine Insulinresistenz erhöht sich also der Blutzuckerwert und das Risiko für viele Folgeerkrankungen steigt, darunter Diabetes. Cortisol begünstigt zudem eine ungünstige Fettverteilung, insbesondere durch eine Zunahme des viszeralen Fettgewebes im Bauchraum. Über diesen Mechanismus kann chronischer Stress auch die Entstehung einer nicht-alkoholischen Fettleber fördern, da hohe Cortisolwerte die Fettsynthese in der Leber ankurbeln und die Wirkung von Insulin verschlechtern, was die Einlagerung von Fett in der Leber begünstigt.

Paradoxerweise kann es bei Erschöpfungszuständen oder Cortisolmangel zu einer Unterzuckerung kommen (Hypoglykämie), weil der Körper nicht mehr in der Lage ist, schnell genug Glukose bereitzustellen. Typische Symptome einer solchen stressbedingten Hypoglykämie sind dann Heißhunger, Reizbarkeit, Zittern oder Benommenheit.

CORTISOL UND SCHILDDRÜSE

Cortisol wirkt dämpfend auf die Schilddrüsenachse. Hohe Cortisolspiegel unterdrücken die Freisetzung von TSH (Thyreoidea-stimulierendes Hormon) aus der Hypophyse, was die Produktion von Schilddrüsenhormonen in der Schilddrüse bremst. Gleichzeitig hemmt Cortisol die Umwandlung des inaktiven Schilddrüsenhormons Thyroxin (T4) in das aktive Trijodthyronin (T3) und fördert stattdessen die Bildung von Reverse-T3 (rT3). Reverse-T3 ist ein isomeres, »inaktives« T3, das zwar an die Rezeptoren andockt, aber keine hormonelle Wirkung entfaltet. Es blockiert somit gewissermaßen die Wirkung von echtem T3. Dieser Mechanismus ist ursprünglich ein Schutzprogramm des Körpers, um in akuten Stressphasen Energie zu sparen (der Stoffwechsel wird gedrosselt). Doch bei chronischem Stress läuft der Stoffwechsel dauerhaft auf Sparflamme: Es entsteht ein funktioneller Effekt wie bei einer Schilddrüsenunterfunktion, oft als Low-T3-Syndrom oder euthyroid sick syndrome bezeichnet.

Typische Symptome sind:

- Kälteempfindlichkeit
- Gewichtszunahme
- Antriebslosigkeit und Müdigkeit
- Haarausfall
- depressive Verstimmungen

Chronischer Stress kann also eine sogenannte funktionelle Schilddrüsenunterfunktion (Hypothyreose) verursachen, selbst wenn die Schilddrüse organisch gesund ist. Durch den cortisolbedingten TSH-Abfall und die gestörte Umwandlung von Schilddrüsenhormonen liegen dann Schilddrüsenhormonspiegel im niedrig-normalen Bereich vor, obwohl Symptome einer Unterfunktion bestehen. Viele solcher Beschwerden werden dann oft fehldiagnostiziert oder übersehen, da Standard-Labortests die Störung oft nicht abbilden.

CORTISOL UND SEXUALHORMONE

Wenn der Körper ständig im Alarmzustand ist, schaltet er auf Überleben und die Fortpflanzung wird erst einmal ganz weit hintangestellt. Cortisol hemmt im Hypothalamus die Freisetzung des Gonadotropin-Releasing-Hormons (GnRH), dem übergeordneten Taktgeber für die Fortpflanzung. In der Folge werden in der Hypophyse weniger Gonadotropine – das follikelstimulierende Hormon (FSH) und das luteinisierende Hormon (LH) – ausgeschüttet. Diese Botenstoffe fehlen dann an den Keimdrüsen (Eierstöcke beziehungsweise Hoden), wodurch die Produktion von Sexualhormonen deutlich sinkt. Vereinfacht gesagt: Cortisol drückt die Pause-Taste für das Fortpflanzungssystem.

Ein weiterer hormoneller Nebeneffekt chronischen Stresses ist die sogenannte Pregnenolon- und Progesteron-Klau-Hypothese. Ausgehend von Pregnenolon werden in den Nebennieren alle Steroidhormone gebildet, darunter auch Progesteron und Cortisol. Letzteres wird über mehrere Zwischenschritte – darunter auch über Progesteron – synthetisiert. Bei erhöhtem Stress kommt es dann dazu, dass vermehrt Pregnenolon und auch Progesteron für die Produktion von Cortisol verwendet werden, wodurch es zu einem Mangel an Pregnenolon sowie Progesteron kommen kann und diese dann auch für die Produktion anderer Hormone (zum Beispiel Androgene, Östrogene, Aldosteron) fehlen.

Folglich stört chronischer Stress die Fortpflanzungsachsen bei beiden Geschlechtern. Bei Frauen kann es zu Zyklusstörungen kommen, aufgrund von zum Beispiel ausbleibenden oder unregelmäßigen Eisprüngen (ovulatorische Dysfunktion) und verkürzten Gelbkörperphasen, was mit einem relativen Progesteronmangel einhergeht. Durch diese sogenannte Lutealinsuffizienz wird oft verstärkt Östrogen abgebaut, während zu wenig Progesteron vorhanden ist. Dieses Ungleichgewicht wird auch als Östrogendominanz bezeichnet. Chronischer Stress wird auch mit Amenorrhö (ausbleibende Regelblutung), Oligomenorrhoe (verlängerte Zyklusintervalle) und ausgeprägtem prämenstruellem Syndrom (PMS) in Verbindung gebracht. Häufig berichten betroffene Frauen auch über Libidoverlust. In Summe kann dies die Fruchtbarkeit schwächen oder zu einem unerfüllten Kinderwunsch beitragen.

Auch beim Mann führt Dauerstress zu einer Drosselung der Geschlechtshormone, vor allem die Testosteronproduktion wird in den Hoden heruntergefahren. Ein chronischer Testosteronmangel kann sich in geringer Libido, erektiler Dysfunktion und einer verminderten Spermienproduktion äußern. Studien weisen darauf hin, dass gestresste Männer oft eine geringere Spermienzahl und -motilität aufweisen, was die Zeugungsfähigkeit beeinträchtigt.[17, 18, 19] Begleitend treten meist auch Stimmungsschwankungen und Reizbarkeit auf. Auch der Abbau von Muskelmasse sowie Zunahme von Bauchfett können durch einen testosteronmangelbedingten Stoffwechselwandel und hohe Cortisolwerte begünstigt werden.

Wechselwirkungen mit dem Immunsystem

Cortisol und das Immunsystem stehen in einer engen wechselseitigen Beziehung zueinander. Proinflammatorische Zytokine wie Interleukin-1, Interleukin-6 und Tumornekrosefaktor-α (TNF-α), die von aktivierten Immunzellen freigesetzt werden, stimulieren ihrerseits den Hypothalamus und damit die HPA-Achse. Auf diesem Weg stellt der Körper bei einer Immunaktivierung (etwa bei Infektion) gleichzeitig auch die Gegenregulation durch Cortisol sicher, um überschießende Immunantworten und somit auch unnötige Gewebeschädigungen zu vermeiden. Cortisol wirkt nämlich stark immunsuppressiv und entzündungshemmend, sodass es als negatives Feedback die Immunantwort im Zaum hält.

Zu den Wirkungen von Cortisol auf das Immunsystem gehören unter anderem:

- Hemmung proinflammatorischer Zytokine wie IL-1, IL-6 und TNF-alpha
- Unterdrückung der T-Zell-Aktivierung
- Blockade der Histaminfreisetzung

INFO

TNF-α (Tumornekrosefaktor alpha) ist ein starker Entzündungsmediator. Er hilft, Infektionen zu bekämpfen, kann aber bei chronischer Überaktivität Gewebe schädigen und Krankheiten wie Rheuma oder Morbus Crohn verstärken.

INFO

Interleukine sind kleine Botenstoffe, mit denen Immunzellen miteinander kommunizieren. Sie bestimmen, ob eine Abwehrreaktion verstärkt oder gebremst wird. IL-6 (Interleukin-6) ist ein Entzündungsbotenstoff, der sowohl Abwehrreaktionen steuert als auch Fieber auslösen kann. Er ist bei akuten Infekten erhöht, kann aber bei chronischer Entzündung dauerhaft aktiv bleiben. Interleukine zählen zur Gruppe der Entzündungsmediatoren und werden auch Zytokine genannt.

CHRONISCH ERHÖHTE CORTISOLSPIEGEL: WENN DIE IMMUNABWEHR LEIDET

Wird der Körper dauerhaft erhöhten Cortisolspiegeln ausgesetzt – etwa durch chronischen Stress –, so verschieben sich die oben beschriebenen Vorgänge von einer vorübergehend nützlichen Anpassung zu einem dysregulierten, gesundheitsschädlichen Zustand. Chronisch erhöhtes Cortisol unterdrückt langfristig weite Teile der Immunabwehr: Die Zahl und Aktivität immunkompetenter Zellen nehmen ab und entzündungsfördernde Prozesse geraten gleichzeitig aus dem Gleichgewicht.

Unter anhaltendem Stress ist ein ausgeprägter Rückgang der zellulären Abwehr zu beobachten. Cortisol hemmt beispielweise zytotoxische Effektorzellen wie NK-Zellen und T-Zellen des Immunsystems. Studien zeigen, dass chronischer Stress zu einer verminderten Funktion und Anzahl der NK-Zellen führt.[20,21,22] NK-Zellen spielen eine zentrale Rolle bei der Abwehr von virusinfizierten Zellen und der Immunüberwachung von Tumorzellen. Ihre Verminderung unter Stress geht einher mit einer erhöhten Anfälligkeit für virale Infekte und einer begünstigten Tumorentstehung beziehungsweise -progression.

Ebenso werden T-Zellen (vor allem die sogenannten CD8^{+}-zytotoxischen T-Zellen) durch erhöhtes Cortisol gehemmt. Bei anhaltendem Stress sind T-Zellen nicht mehr in der Lage, sich zu vermehren, wenn sie mit einem Antigen – zum Beispiel Bakterien oder Viren – in Kontakt kommen, und eine effektive Abwehr zu mobilisieren. Bei chronischem Stress sehen wir also, dass die Gesamtzahl der Lymphozyten im Blut sinkt und besonders die zytotoxischen T-Zellen funktionell stark beeinträchtigt sind. Dies führt dazu, dass die Immunabwehr von Viren und intrazellulären Bakterien geschwächt ist. Chronisch gestresste Personen sind zum Beispiel anfälliger für Herpesvirus-Reaktivierungen und zeigen eine schlechtere Tumorabwehr.

Neben T-Zellen und NK-Zellen beeinflusst Cortisol auch die B-Zellen, einer anderen Art von Lymphozyten. Unter chronisch erhöhten Cortisolspiegeln sinkt die Zahl aktivierter B-Zellen und die Antikörperproduktion nimmt ab. Antikörper werden von B-Zellen produziert und spielen eine wichtige Rolle bei der Abwehr von Infektionen. Auch andere für die Abwehr wichtige Zellen, die Makrophagen und dendritischen Zellen, werden durch Cortisol moduliert: Ihre Fähigkeit zur Antigenpräsentation und Zytokinfreisetzung (etwa von IL-12, das wichtig für TH1-Antworten ist) wird gehemmt. Das kann dazu führen, dass bestimmte Erreger weniger effizient erkannt und eliminiert werden.

Mastzellen schließlich, die als Entzündungs- und Allergiezellen fungieren, sprechen zweischneidig auf Stress an. Einerseits stabilisiert Cortisol die Mastzellen und verringert die Freisetzung von Histamin und anderen Mediatoren. Deshalb wirken Cortisonpräparate effektiv gegen Allergien und bei Asthma. Andererseits zeigen Untersuchungen, dass Stress direkt Mastzellen aktivieren kann.[23] So können in Stresssituationen Mastzellen trotz hohen Cortisols ihre

INFO

Natürliche Killerzellen (NK-Zellen) gehören zur angeborenen Abwehr und können infizierte oder entartete Zellen ohne Vorwarnung direkt zerstören.

Monozyten sind weiße Blutkörperchen, die im Blut zirkulieren und Vorläuferzellen für andere Abwehrzellen sind. Sie wandern bei Bedarf ins Gewebe und entwickeln sich dort zu Makrophagen.

Makrophagen sind ausgereifte Immunzellen, die Krankheitserreger, Zelltrümmer oder Schadstoffe »auffressen« und beseitigen. Sie spielen auch eine wichtige Rolle bei der Wundheilung und Steuerung von Entzündungen.

Zytokine sind Signalstoffe, mit denen Immunzellen Informationen austauschen. Sie können Entzündungen fördern oder bremsen.

Entzündungsmediatoren ausschütten. Das erklärt beispielsweise auch, warum zum Beispiel bei Lampenfieber oder chronischer Anspannung allergische Symptome wie Nesselsucht, Heuschnupfen oder Asthmaanfälle auftreten oder schlimmer werden können, obwohl Cortisol im Körper erhöht ist.

Auch das Gleichgewicht zwischen weiteren speziellen Immunzellen namens TH1- und TH2-Zellen verschiebt sich unter Dauerstress in Richtung TH2. Cortisol unterdrückt nämlich die TH1-getriebene Immunität (zelluläre Immunität) und begünstigt die TH2-Schiene der Immunantwort. Eine TH2-dominante Immunlage schwächt nicht nur die Bekämpfung intrazellulärer Erreger sowie die Tumorabwehr, sondern fördert auch allergische Reaktionen. So kann chronischer Stress beispielsweise Asthmaanfälle oder allergische Hauterkrankungen (Neurodermitis, Urtikaria) verschlimmern, da die Mastzellen und IgE-vermittelte Mechanismen sensibler reagieren. Immunglobulin E (IgE) ist ein Botenstoff im Immunsystem, der eine wichtige Rolle bei Allergien spielt.

Auch die Entzündungsmediatoren, also die Botenstoffe, die bei einer Entzündung ausgeschüttet werden, leiden unter Langzeitstress. Hier kommt es häufig zu einem Anstieg von proentzündlichen Zytokinen, vor allem IL-6. Gleichzeitig sind die Spiegel antientzündlicher Zytokine wie IL-10 tendenziell erniedrigt. Dieses Muster (viel IL-6, wenig IL-10) fördert einen Zustand von niedriggradiger chronischer Entzündung. IL-6 regt in der Leber zudem die Bildung des C-reaktiven Proteins (CRP) an, eines systemischen Entzündungsmarkers. Tatsächlich findet man bei Personen, die unter chronischem Stress leiden, oft steigende IL-6- und CRP-Spiegel im Blut. Man spricht in diesem Zusammenhang auch von »stiller Entzündung«: eine unterschwellige, chronische Entzündungsaktivität, die klinisch lange unbemerkt bleiben kann, aber Risikofaktor für zahlreiche Zivilisationskrankheiten ist.

Stress kann auch den Ausbruch und den Verlauf von Autoimmunerkrankungen beeinflussen. Die Mechanismen sind dabei komplex: Einerseits kann die durch Cortisol induzierte TH2-Dominanz gewisse Autoimmunreaktionen sogar bremsen (viele klassische Autoimmunerkrankungen gelten als TH1- oder TH17-dominiert, zum Beispiel MS, rheumatoide Arthritis). Andererseits führt chronischer Stress zu einer Disbalance und Übersensibilisierung des Immunsystems, die Autoimmunität fördert. Als Autoimmunität wird eine fehlerhafte Überreaktion des Immunsystems bezeichnet, bei der körpereigenes Gewebe angegriffen wird: Folge sind Autoimmunkrankheiten. Außerdem stören

Mastzellen sind Immunzellen, die besonders bei Allergien eine Rolle spielen. Sie setzen Histamin und andere Botenstoffe frei, die Entzündungen und allergische Symptome auslösen.

TH1-Zellen sind ein Subtyp der T-Helferzellen, die vor allem gegen Viren und Bakterien aktiv sind und die Abwehr stark anfeuern.

TH2-Zellen sind ein Subtyp der T-Helferzellen, die eher auf Parasiten und Allergene reagieren und allergische Reaktionen fördern können.

CRP ist ein Eiweiß, das die Leber bei Entzündungen bildet. Ein erhöhter CRP-Wert im Blut zeigt an, dass im Körper eine akute oder chronische Entzündung abläuft.

Immuntoleranz bedeutet, dass das Immunsystem körpereigene Zellen als »freundlich« erkennt und nicht angreift. Geht diese Fähigkeit verloren, können Autoimmunerkrankungen entstehen.

INFO

erhöhte Cortisolspiegel auch wichtige Toleranzmechanismen innerhalb unseres Immunsystems, zum Beispiel durch die Reduktion von regulatorischen T-Zellen (Treg), die eine Immunreaktion eigentlich abbremsen sollen. Zudem werden bei Stress verstärkt Gewebsantigene freigesetzt (zum Beispiel durch Gewebeschäden bei verstärktem cortisolbedingtem Muskelabbau), welche von einem fehlgeleiteten Immunsystem attackiert werden können.

DAUERSTRESS: VERMEHRTE ENTZÜNDUNG TROTZ HOHER CORTISOLSPIEGEL

Ein Erklärungsansatz ist hier die Glukokortikoid-Rezeptorresistenz. Bei ständigem Cortisolüberschuss reagieren Immunzellen irgendwann weniger empfindlich auf das Hormon. Die Glukokortikoidrezeptoren werden herunterreguliert oder in ihrer Funktion gestört, sodass die entzündungshemmende Wirkung von Cortisol nachlässt. In der Folge produzieren Immunzellen wieder vermehrt Zytokine wie IL-6 und TNF-α (siehe Seite 37 f.), obwohl genügend

Cortisol vorhanden wäre, um sie zu bremsen. Diese Entwicklung wurde zum Beispiel bei Menschen mit chronischem sozialem Stress in Verbindung mit erhöhten Entzündungsparametern beobachtet. Chronischer Stress kann also eine Art funktionellen Cortisolmangel auf Zellebene erzeugen, bei dem das Immunsystem aus dem Gleichgewicht gerät, weil die Gegenregulation versagt.

DAS ANDERE EXTREM: ZU WENIG CORTISOL – ÜBERSCHIESSENDE IMMUNANTWORT

Paradoxerweise kann auch das Gegenteil passieren: Bei starker Erschöpfung oder HPA-Achsen-Dysfunktion sinkt Cortisol zu stark ab. Dann fehlt der natürliche Gegenspieler für das Immunsystem und es kann zu überschießenden Entzündungsreaktionen kommen. Proentzündliche Zytokine werden ungehindert produziert, die TH1-Schiene des Immunsystems schießt über und Autoimmunprozesse können weiter befeuert werden. Interessanterweise wurden bei einigen Autoimmunerkrankungen (zum Beispiel rheumatoide Arthritis) niedrige Cortisolspiegel beziehungsweise eine geringe Cortisolantwort auf Entzündung gefunden, was auf eben diese ineffektive Gegenregulation hindeutet – das Immunsystem »brennt ungehemmt«.

Wann Cortisol schadet: Chronisch erhöhte und chronisch niedrige Spiegel

Wie wir also nun gesehen haben, ist Cortisol an sich kein Problem. Es wird erst dann zum Problem, wenn seine Ausschüttung aus dem Takt gerät (vergleiche Kapitel 3). Bleibt der Stresspegel über Tage, Wochen oder Monate erhöht, dann schaltet der Körper dauerhaft in den Überlebensmodus. Der konstant erhöhte Cortisolspiegel bringt dann zahlreiche Systeme aus dem Gleichgewicht.

Hier ist noch einmal ein kurzer Überblick zu einigen Auswirkungen eines dauerhaft erhöhten Cortisolspiegels auf die verschiedenen Systeme:

- gestörter Glukose- und Fettstoffwechsel: erhöhtes Risiko für Insulinresistenz, Diabetes, metabolisches Syndrom, nicht-alkoholische Fettlebererkrankung; Zunahme des viszeralen Fetts (Bauchfett beziehungsweise Stammfettsucht)

- Herz-Kreislauf-Belastung: erhöhter Blutdruck, Herzrasen, endotheliale Dysfunktion; bedingt eventuell ein erhöhtes Risiko für kardiovaskuläre Erkrankungen wie Herzinfarkt und Schlaganfall
- gestörte zirkadiane Rhythmik mit Ein- und Durchschlafstörungen
- Immunsuppression: erhöhte Infektanfälligkeit, stille Entzündungen, autoimmune Prozesse, langsame Wundheilung, reaktivierte Virusinfektionen (zum Beispiel Herpes, Epstein-Barr-Virus [EBV]) und Pilzinfektionen
- Muskel- und Knochenschwäche: erhöhter Abbau von Muskelproteinen und Knochensubstanz
- hormonelle Disbalancen: Zyklusstörungen, prämenstruelles Syndrom und Libidoverlust bei Frauen; Testosteronmangel und Libidoverlust bei Männern; Reduktion der Schilddrüsenfunktion
- gestörte emotionale Regulation: Stimmungsschwankungen, Ängste

Erkrankungen, die mit einem erhöhten Cortisolspiegel einhergehen

Ein dauerhaft erhöhter Cortisolspiegel (Hypercortisolismus) kann durch eine pathologische Überproduktion aufgrund hormoneller Erkrankungen oder durch funktionelle Störungen infolge chronischen Stresses entstehen. Es ist dann wichtig, genau zwischen organisch bedingten (endogenen oder exogenen) und funktionell bedingten Hypercortisolismusformen zu unterscheiden. Beide Varianten können ähnliche Symptome verursachen, unterscheiden sich jedoch grundlegend hinsichtlich Ursache, Diagnostik, Verlauf und therapeutischer Konsequenzen.

- **Organisch bedingter Hypercortisolismus:** Dieser beruht auf einer krankhaften Überproduktion von Cortisol, ausgelöst durch hormonaktive Tumoren oder die langfristige Gabe von Glukokortikoiden. Diese Formen sind zwar selten, aber in ihrer Ausprägung meist deutlich. Die wohl bekannteste Form dieser Kategorie ist der sogenannte Morbus Cushing, der in der Regel durch ein gutartiges ACTH-produzierendes

Hypophysenadenom (zentrales Cushing-Syndrom) verursacht wird. Dieses regt die Nebennieren dauerhaft zur Cortisolausschüttung an und führt damit zu einer Vielzahl systemischer Symptome. Zu den Leitsymptomen zählen eine charakteristische Fettverteilung mit Stammfettsucht, Vollmondgesicht und »Stiernacken«, muskuläre Schwäche, dünne Haut mit Neigung zu Hämatomen, violett-rötliche Dehnungsstreifen an der Haut *(Striae rubrae)* sowie schwerwiegende Stoffwechselentgleisungen wie Bluthochdruck, Insulinresistenz bis hin zu Diabetes mellitus und Osteoporose.

Neben dem klassischen Morbus Cushing gibt es noch den adrenalen Morbus Cushing (ACTH-unabhängig, meist bedingt durch ein autonomes Nebennierenadenom oder -karzinom), den ektopen Morbus Cushing (bedingt durch einen ACTH-produzierenden Tumor außerhalb der Hypophyse) und den sogenannten iatrogenen beziehungsweise exogenen Morbus Cushing (bedingt durch die langfristige Einnahme von Glukokortikoiden).

Unbehandelt führen alle organisch bedingten Formen zu massiven Komplikationen, insbesondere im Bereich des Herz-Kreislauf-Systems, des Zucker- und Fettstoffwechsels, der Knochenstabilität und der psychischen Gesundheit. Eine rechtzeitige Diagnose sowie eine ursachengerechte Therapie – sei es chirurgisch, medikamentös oder medikamentenreduzierend – ist daher ungemein wichtig.

- **Funktionell bedingter Hypercortisolismus:** Dies ist eine häufig übersehene, aber relevante Form des Cortisolüberschusses. Im Gegensatz zu den organisch bedingten Formen sind die Cortisolwerte infolge dauerhafter Stressbelastung oder psychischer Faktoren chronisch erhöht oder dysreguliert. Typische Auslöser eines funktionellen Hypercortisolismus sind beispielsweise chronischer emotionaler Stress, ungelöste Traumata (zum Beispiel bei posttraumatischer Belastungsstörung [PTBS]), Depressionen, Angststörungen, Schlafmangel, Schichtarbeit, chronisch-entzündliche Prozesse oder stille Infektionen wie zum Beispiel mit dem Epstein-Barr-Virus (EBV). Die Therapie dieser funktionellen Form zielt nicht auf eine Hormonblockade, sondern auf die nachhaltige Regulation und Entlastung der HPA-Achse.

CHRONISCH NIEDRIGES CORTISOL

Nach einer Phase erhöhter Cortisolausschüttung kann der Körper in das Gegenteil kippen – in eine Phase der Erschöpfung, in der zu wenig Cortisol produziert wird. Dies ist kein plötzliches Ereignis, sondern meist das Ergebnis einer lang anhaltenden Überlastung. Dieses Stadium wird oft übersehen oder falsch interpretiert, da die Beschwerden diffus und vielfältig sind. Doch für viele Betroffene ist es der Punkt, an dem sie sich chronisch erschöpft, energielos und funktional eingeschränkt fühlen. Ein chronisch niedriger Cortisolwert ist kein Zeichen von Entspannung, sondern oft das Endstadium eines überlasteten Systems. Die Regulationskraft ist erschöpft und der Körper funktioniert nur noch im Überlebensmodus. Chronisch niedrige Cortisolspiegel führen unter anderem zu Problemen in folgenden Systemen:

- Störung der Blutzuckerregulation: Neigung zu Hypoglykämien, da der Blutzucker nicht mehr adäquat aufrechterhalten werden kann
- schwaches Herz-Kreislauf-System: verminderte Herzleistung, niedriger Blutdruck
- gestörter Schlaf-Wach-Rhythmus: weniger REM-Schlaf, schlechtere Schlafqualität und ausgeprägte Tagesmüdigkeit
- Immundisfunktion: überschießende Entzündungs- und Autoimmunreaktionen
- Elektrolytverschiebungen: Muskelschwäche, gestörte Nervenfunktion
- hormonelle Disbalancen: erhöhtes ACTH, gestörte Schilddrüsenhormon- und Sexualhormonregulation
- gestörte emotionale Regulation: depressive Verstimmungen

Erkrankungen, die mit niedrigen Cortisolspiegeln einhergehen

Auch hier ist es entscheidend, zwischen organisch bedingten Erkrankungen – bei denen strukturelle Schäden im Hormonsystem vorliegen – und funktionellen Störungen – bei denen die hormonproduzierenden Organe intakt, aber fehlreguliert sind – zu unterscheiden. Beide Formen gehen mit teils ähnlichen Symptomen wie Erschöpfung, Antriebslosigkeit, Schwindel oder Infektanfälligkeit einher, unterscheiden sich jedoch grundlegend in Diagnose, Verlauf und Therapie.

Organisch bedingte Formen beruhen auf einer strukturellen Funktionsstörung der Nebenniere oder ihrer übergeordneten Steuerzentren im Hypothalamus-Hypophysen-System. Die Cortisolproduktion ist dauerhaft und objektiv messbar eingeschränkt. Typischerweise erfordern diese Erkrankungen eine lebenslange substitutive Hormontherapie. Beispiele für organisch bedingte Formen sind die primäre, sekundäre und tertiäre Nebenniereninsuffizienz.

- **Primäre Nebenniereninsuffizienz (Morbus Addison):** Bei dieser Krankheit zerstört eine Autoimmunreaktion die Nebennieren. Die Folgen sind sehr niedrige Cortisol- und Aldosteronspiegel bei gleichzeitig erhöhtem ACTH. Typische Symptome sind schwere Müdigkeit, Gewichtsverlust, Salzverlust, niedriger Blutdruck bis hin zur Neigung zu Ohnmachten sowie auffällige Hautpigmentierung (Bronzefärbung). Diese klassische Addison-Krankheit ist selten, aber ein wichtiges Beispiel für die Folgen eines Cortisolmangels: Ohne Cortisol kann der Körper Stress nicht bewältigen. Im Extremfall droht eine Addison-Krise mit akutem lebensgefährlichem Cortisol- und Blutdruckabfall.
- **Sekundäre Nebenniereninsuffizienz:** Hier liegt die Ursache nicht in der Nebenniere selbst, sondern in der Hypophyse. Dort wird zu wenig ACTH produziert. Dadurch sinkt die Cortisolproduktion, während Aldosteron in der Regel unbeeinflusst bleibt. Klassische Symptome sind anhaltende Erschöpfung, Muskelschwäche, Blässe, niedriger Blutdruck

und eine Neigung zu Unterzuckerungen – jedoch ohne die typische Hautpigmentierung wie bei Morbus Addison. Die Ursache können Tumoren, Operationen oder Bestrahlungen im Bereich der Hypophyse sein. Auch seltene entzündliche Prozesse oder genetische Störungen kommen als Ursache infrage. Da die Regulation der HPA-Achse gestört ist, fehlt dem Körper die Fähigkeit zur Cortisolsteigerung in Stresssituationen – mit allen entsprechenden Risiken bei Infekten oder körperlicher Belastung.

- **Tertiäre Nebenniereninsuffizienz:** Hier liegt die Störung noch eine Ebene höher – im Hypothalamus. Hier wird das Hormon CRH *(corticotropin releasing hormone)* zu gering ausgeschüttet, was wiederum die ACTH-Freisetzung aus der Hypophyse hemmt. Die häufigste Ursache ist allerdings nicht eine Erkrankung des Hypothalamus, sondern die lang anhaltende Einnahme von Cortison als Medikament (zum Beispiel Prednisolon oder Dexamethason). Durch die negative Rückkopplung wird die körpereigene Hormonachse langfristig unterdrückt. Beim abrupten Absetzen kann der Körper dann kein eigenes Cortisol mehr bilden. Symptome zeigen sich oft schleichend mit Leistungsschwäche, morgendlicher Antriebslosigkeit und Infektanfälligkeit. In Stresssituationen kann es auch hier zu einer akuten Cortisolunterversorgung kommen.
- **Funktionelle Cortisolmängel** treten hingegen ohne organisch nachweisbare Schäden auf. Vielmehr liegt eine Dysregulation der HPA-Achse vor, die im Rahmen von chronischem Stress, Traumata, Infektionen oder Erschöpfungszuständen in eine kompensatorische Unterfunktion übergeht. Die Cortisolproduktion ist dabei nicht »ausgefallen«, sondern dysreguliert – häufig mit veränderten Tagesrhythmen und inadäquater Stressantwort.

Diese Dysregulation entsteht oft infolge chronischer Belastungen wie anhaltendem psychischem oder physischem Stress, posttraumatischer Belastungsstörung (PTBS), Burn-out, chronischen Infektionen (zum Beispiel Epstein-Barr-Virus oder Borreliose), Long COVID, stillen Entzündungen oder mastzellvermittelten Reaktionen. Auch bei Erkrankungen wie der myalgischen Enzephalomyelitis/CFS (chronic fatigue syndrome/chronisches Erschöpfungssyndrom) wird eine gestörte HPA-Achse diskutiert.

Die Cortisolproduktion ist dabei nicht vollständig ausgefallen, sondern dysreguliert, typischerweise mit flachen Tagesverläufen, abgeschwächter Stressantwort und teils normalen oder nur leicht erniedrigten Basalwerten. In klassischen Bluttests bleibt dieser funktionelle Mangel oft unentdeckt. Im Gegensatz zu organisch bedingten Formen ist bei funktionellen Cortisolmängeln keine Hormonsubstitution erforderlich. Vielmehr zielt die Therapie auf eine gezielte Regeneration der HPA-Achse. Ziel ist es, den natürlichen Cortisolrhythmus zu stabilisieren und die körpereigene Regulation nachhaltig zu verbessern.

DAS CORTISOL-PENDEL

Die meisten Menschen erleben keine plötzliche Cortisoldysregulation, sondern eine schleichende, zyklische Verschiebung. Man kann sich diesen Prozess wie ein Pendel vorstellen, das zuerst in Richtung Überaktivierung und dann zur Erschöpfung schwingt. Dieses biphasische Muster spiegelt die von Hans Selye beschriebenen klassischen »Stressphasen« (Alarm, Widerstand, Erschöpfung) wider, bezogen auf die HPA-Achse. Es lässt sich bei vielen Betroffenen erkennen – im Alltag, in der Praxis, in Burn-out-Verläufen und bei chronisch kranken Menschen

Phase 1: Der »High Performer« – Cortisol dauerhaft hoch

In der ersten Phase reagiert der Körper auf Dauerstress mit einer konstant erhöhten Cortisolausschüttung. Diese Menschen wirken oft leistungsfähig, belastbar, engagiert, doch ihr System steht unter Daueralarm:

- Der Schlaf ist unruhig, das Nervensystem steht »unter Strom«.
- Die Verdauung leidet, die Libido sinkt, die Reizbarkeit steigt.

Viele kompensieren dies mit Kaffee, Sport, Perfektionismus oder »Dauerfunktionieren«. Diese Phase kann Monate oder Jahre andauern – bis der Körper eines Tages die Notbremse zieht.

Phase 2: Die Down-Regulation – Cortisol sinkt ab

Irgendwann ist die ständige Alarmbereitschaft nicht mehr aufrechtzuerhalten. Über die negativen Feedback-Schleifen – das heißt über die Herunterregulierung des Hormons bei dauerhaft zu hohen Konzentrationen – drosselt der Körper die Cortisolproduktion aus Selbstschutz. Jetzt beginnt der »Crash«, der durch folgende Merkmale gekennzeichnet ist:

- Abstürze nach Adrenalinschüben, zum Beispiel nach Termindruck oder Aufregung
- Tage mit Energie, gefolgt von völliger Erschöpfung

Das System verliert zudem an Anpassungsfähigkeit: Schlaf, Kreislauf, Verdauung und Stimmung geraten aus dem Takt.

Diese Phasen gehen in der Realität fließend ineinander über und nicht jeder Mensch durchläuft alle Stadien eindeutig. Einige chronisch gestresste Personen bleiben jahrelang in der Phase 1 stecken (mit entsprechend erhöhtem Risiko für metabolische und kardiovaskuläre Schäden). Andere erleben frühzeitig Einbrüche in der Leistungsfähigkeit, obwohl objektiv die Cortisolwerte vielleicht noch normal erscheinen. Hier spielen individuelle Unterschiede (Genetik, Vorerfahrungen, Resilienzfaktoren) eine Rolle.

HÄUFIGE FRAGEN UND IRRTÜMER

Rund um das Thema Cortisol kursieren viele Mythen und leider auch Halbwahrheiten, die verunsichern oder ein einseitiges Bild erzeugen. Dabei ist Cortisol weder »gut« noch »schlecht«. Es kommt, wie so oft im Körper, auf das Gleichgewicht und den Kontext an – wie bereits erwähnt. In diesem Abschnitt wird mit typischen Missverständnissen aufgeräumt und es werden zentrale Fragen zur Cortisolregulation geklärt. Denn je besser du verstehst, wie Cortisol wirklich wirkt, desto gezielter kannst du deinen Körper in Balance bringen.

Was stimmt wirklich? Mythen und Fakten über Cortisol

Mythos 1: Cortisol ist per se schlecht und schadet dem Körper.

Fakt: Cortisol ist lebensnotwendig – ohne Cortisol würden wir morgens nicht aufstehen, nicht mit Infekten umgehen und keinen Blutzucker regulieren können. Problematisch wird es nur bei chronischer Dysregulation.

Mythos 2: Nur hohe Cortisolspiegel sind ein Problem.

Fakt: Auch niedrige Cortisolwerte (zum Beispiel nach Burn-out oder bei chronischer Erschöpfung) können massive Symptome wie Müdigkeit, Entzündungen oder emotionale Instabilität verursachen.

Mythos 3: Wer müde ist, hat in dem Fall zu wenig Cortisol.

Fakt: Müdigkeit kann sowohl durch zu viel als auch durch zu wenig Cortisol entstehen – entscheidend ist der Tagesverlauf, nicht nur ein Einzelwert des Cortisolspiegels. Bei beispielsweise chronisch hohem Cortisol läuft der Körper auf Hochtouren und kommt kaum zur Ruhe. Betroffene fühlen sich oft »müde, aber innerlich aufgedreht«. Dieses Phänomen wird als »tired but wired« beschrieben. Außerdem können erhöhte Cortisolwerte am Abend zum Beispiel das Einschlafen und somit die Regeneration des Körpers stören – folglich ist man am nächsten Tag müder und ausgelaugter.

Mythos 4: Cortisol misst man am besten im Blut morgens um 8 Uhr.

Fakt: Der Speicheltest über den Tag verteilt ist oft aufschlussreicher (Tagesprofil). Ein einzelner Blutwert gibt keinen Aufschluss über Regulation oder Rhythmus (mehr dazu in Kapitel 3 ab Seite 83).

Mythos 5: Stress ist nur psychisch.

Fakt: Stressoren sind auch körperlich (zum Beispiel Entzündungen, Infektionen, Nährstoffmangel, Schmerzen), sozial oder umweltbedingt (Lärm, Toxine, Elektrosmog). Auch freudige Ereignisse können biologisch Stress bedeuten.

Mythos 6: Man kann Cortisol durch eine einzige Maßnahme »senken«.

Fakt: Eine nachhaltige Cortisolbalance erfordert ein ganzheitliches Vorgehen. Zu diesem gehört unter anderem die Beruhigung des Nervensystems, eine optimierte Ernährung, das Auffüllen von Mikronährstoffen sowie besserer Schlaf und Lebensstilanpassungen (mehr dazu in Kapitel 3 ab Seite 117).

Mythos 7: Niedriges Cortisol bedeutet, dass die Nebenniere »erschöpft« ist.

Fakt: Die Nebenniere als Produktionsort des Cortisols »erschöpft« sich nicht wie eine leere Batterie. Vielmehr wird die Ausschüttung oft heruntergefahren zum Schutz des Körpers. Es ist also ein Regulationsproblem und kein Defekt.

Mythos 8: Morgens hoch, abends niedrig – so ist Cortisol immer.

Fakt: Der natürliche Cortisolrhythmus kann sich verschieben, zum Beispiel durch Schichtarbeit, Jetlag, Schlafentzug oder chronischen Stress. Viele chronisch Gestresste zeigen oft abends erhöhte Cortisolspiegel, was zu Einschlafproblemen und dem Gefühl von »müde, aber aufgedreht« führt.

Mythos 9: Hydrocortison-Therapie löst das Problem.

Fakt: Eine Substitutionstherapie – etwa bei echter Nebenniereninsuffizienz – kann notwendig sein, beseitigt aber nicht die Ursachen der Dysregulation. Das Ziel sollte immer sein, die körpereigene Cortisolregulation zu stärken.

Mythos 10: Cortisolprobleme sind selten und betreffen nur bestimmte Gruppen.

Fakt: Disbalancen im Cortisolhaushalt sind verbreitet, werden aber oft nicht erkannt, vor allem bei Menschen mit unspezifischen Symptomen, hoher Dauerbelastung oder chronischen Erkrankungen.

2

Häufige Beschwerden und Ursachen von Ungleichgewicht

WENN CORTISOL ZU HOCH IST

Cortisol soll uns kurzfristig schützen. Doch was passiert, wenn der Schutzmechanismus zur Dauerbelastung wird? Der Körper gerät aus dem Gleichgewicht, weil die natürlichen Rhythmen und Regenerationsmechanismen gestört werden. Viele Menschen spüren diffuse Beschwerden, ohne zu ahnen, dass hinter all dem eine chronisch erhöhte Cortisolaktivität steckt.

In diesem Kapitel lernst du mehr über typische Symptome, die mit dauerhaft hohen Cortisolspiegeln einhergehen, und mögliche Ursachen – von emotionalem Dauerstress über Schlafmangel bis hin zu stillen Entzündungen.

Typische Symptome bei chronisch erhöhtem Cortisol

Wenn der Körper über längere Zeit im Alarmzustand verharrt, wird Cortisol nicht mehr situativ ausgeschüttet, sondern bleibt dauerhaft erhöht. Diese chronische Überaktivierung der Stressachse wirkt sich auf nahezu alle Körpersysteme aus – von Stoffwechsel über Hormone bis hin zu Immunsystem und Psyche. Die Symptome sind oft diffus, vielfältig und werden nicht sofort als »Cortisolproblem« erkannt. Im Folgenden möchte ich auf einige wichtige Systeme im Körper eingehen, die von erhöhten Cortisolwerten stark beeinflusst werden, und typische Symptome auflisten, die mit einer Störung dieser Systeme einhergehen.

SCHLAFPROBLEME – WENN DER KÖRPER NICHT MEHR RICHTIG ABSCHALTEN KANN

Ein klassisches Warnsignal für chronisch erhöhtes Cortisol ist ein gestörter Schlaf. Ein gestörter Cortisolhaushalt führt meist dazu, dass man, obwohl man sich müde fühlt, keine wirkliche Erholung findet. Der Körper bleibt in Alarmbereitschaft – auch nachts. Die Folgen sind:

- Einschlafstörungen trotz Müdigkeit und das Gefühl, »nicht abschalten zu können« und aufgekratzt zu sein

- nächtliches Aufwachen, oft zwischen 2 und 4 Uhr morgens (Hochphase der Leberentgiftung und Cortisolanstieg)
- unruhiger, nicht erholsamer Schlaf mit verkürzten Tiefschlaf- und REM-Schlafphasen, häufig begleitet von Grübeln oder innerer Unruhe
- Tagesmüdigkeit, Reizbarkeit und Konzentrationsprobleme

GEWICHTSZUNAHME UND STOFFWECHSELSTÖRUNGEN

Cortisol fördert die Speicherung von Fett, besonders im Bauchraum, was langfristig das Risiko für Stoffwechselerkrankungen und viele chronische Erkrankungen erhöht. Typische Symptome in diesem Bereich sind:

- Fettumverteilung mit einer Zunahme des viszeralen Fetts (Bauchfett) trotz unveränderter Ernährung. Dieses Fettgewebe produziert vermehrt entzündungsfördernde Botenstoffe und verschlechtert die Insulinsensitivität.
- Insulinresistenz: Erhöhter Blutzucker, erhöhte Insulinwerte, erhöhte Blutfettwerte, Heißhunger, Energietiefs nach Mahlzeiten
- Verlangen nach Zucker oder Salz, um schnelle Energie oder Natrium zu bekommen
- Appetitsteigerung, vor allem abends oder nachts

PSYCHISCHE UND EMOTIONALE SYMPTOME

Ein dauerhaft erhöhter Cortisolspiegel verändert auch die neuronalen Verschaltungen und Funktionen im Gehirn, vor allem in bestimmten Hirnregionen. In der Amygdala (Emotionszentrum) führt lang anhaltend hohes Cortisol zu einer vermehrten Erregbarkeit. Neuronen bilden mehr Verknüpfungen aus, was eine Hyperaktivität der Amygdala begünstigt. Gleichzeitig werden im Hippocampus, einem Bereich, der für Gedächtnis und Lernfähigkeit zuständig ist, Nervenzellen abgebaut. Auch der präfrontale Kortex (Sitz von Aufmerksamkeit, Impulskontrolle und Entscheidungsfindung) ist betroffen. Chronisch erhöhte Cortisolwerte verschlechtern die Vernetzung in diesem Hirnareal.

Typische Auffälligkeiten sind hier:

- Reizbarkeit, Ungeduld, emotionale Überreaktionen, Gefühle von Überforderung

- Stimmungsschwankungen, Ängstlichkeit, Panik, Nervosität, depressive Verstimmungen
- Konzentrationsprobleme, Gedächtnisprobleme, Vergesslichkeit, Lernschwierigkeiten, »Gedankenrasen«, ein Gefühl von mentaler Benommenheit *(brain fog)*, Schwierigkeiten mit komplexen Aufgaben, Entscheidungsschwäche

Zusammen tragen diese neuroendokrinen Effekte dazu bei, dass man sich in Phasen hohen Stresses wie »neben sich stehend« fühlt: emotional überreizt, vergesslich und mental erschöpft.

HORMONELLE DISBALANCEN

Wie bereits zuvor beschrieben, beeinflusst Cortisol direkt die Ausschüttung und Wirkung anderer Hormone, insbesondere der Geschlechts- und Schilddrüsenhormone. Unter chronischem Cortisoleinfluss geraten diese Hormonsysteme aus dem Gleichgewicht, was sich in Beschwerden äußert wie:

- Östrogendominanz durch verminderte Progesteronproduktion: Zyklusstörungen, prämenstruelles Syndrom, Brustspannen, Gewichtszunahme, Libidoverlust
- niedrige LH-/FSH-Spiegel: ausbleibender Eisprung, reduzierte Fertilität, Testosteronmangel beim Mann mit Folgen für Antrieb, Fertilität, Muskelmasse und Libido
- funktionelle Schilddrüsenunterfunktion: Müdigkeit, Kälteempfindlichkeit, Haarausfall, Gewichtszunahme, depressive Verstimmungen
- meist auch erhöhte Prolaktinwerte
- verstärkte Wechseljahresbeschwerden

HERZ-KREISLAUF-SYSTEM

Cortisol beeinflusst direkt die Blutdruckregulation, den Gefäßtonus, die Blutgerinnung und den Fettstoffwechsel – langfristig erhöhtes Cortisol ist ein eigenständiger Risikofaktor für Erkrankungen von Herz und Gefäßen, zum Beispiel Herzinfarkt oder Schlaganfall.

Typische Symptome und Folgen umfassen:

- erhöhter Blutdruck durch Natriumretention und Gefäßverengung
- Herzstolpern, Tachykardien (sehr schneller Puls)
- erhöhte Thromboseneigung durch gesteigerte Gerinnungsaktivität
- Förderung von Atherosklerose (Arterienverkalkung) durch LDL-Erhöhung und Insulinresistenz
- erhöhtes Risiko für metabolisches Syndrom, Herzinfarkt oder Schlaganfall

VERDAUUNGSSYSTEM

In akuten Stresssituationen wird die Aktivität des Parasympathikus heruntergefahren und gleichzeitig steigt der Sympathikus-Tonus. Da der Parasympathikus als Teil des sogenannten vegetativen Nervensystems für Ruhe und Entspannung zuständig ist, der Sympathikus als sein »Gegenspieler« den Körper in höhere Anspannung versetzt, hat dies auch Folgen für den gesamten Verdauungstrakt:

- reduzierte Magensäureproduktion: schlechtere Eiweißverdauung, Aufstoßen, Sodbrennen
- geringere Schleimproduktion: Neigung zu Gastritis, Geschwüren und Entzündungen
- geringere Enzymproduktion: unvollständige Nährstoffspaltung, vermehrte Verdauungsbeschwerden
- reduzierte Produktion von Gallensäuren: Fettverdauungsstörungen, Völlegefühl nach fettigem Essen, klebriger Stuhl, erhöhtes Risiko für Gallensteine
- verminderte Peristaltik: träger Darm, Völlegefühl, Blähungen, Krämpfe Verstopfung oder paradoxerweise Reizdarm-Durchfall
- beeinträchtigte Resorption von Mikronährstoffen
- Veränderung des Darmmikrobioms: Reduktion nützlicher Bakterien, Zunahme entzündungsfördernder Keime und Hefen (zum Beispiel Candida)

Cortisol wirkt sich außerdem auch auf die Barrierefunktion der Darmschleimhaut aus. Es schwächt beispielsweise die Verbindungen zwischen den Darmzellen *(tight junctions)*, was die Festigkeit der Darmwand stört, und fördert dadurch die Entstehung eines *leaky gut*-Syndroms (durchlässige Darmbarriere).

Dadurch können Nahrungsbestandteile, Bakterien und Toxine aus dem Darminhalt durch die Darmwand in den Blutkreislauf gelangen und stille Entzündungen sowie Immunreaktionen triggern.

In der Folge können unspezifische Symptome wie Gelenkschmerzen, Migräne, Hautausschläge, Reizdarmbeschwerden oder starke Erschöpfung entstehen. Diese Beschwerden lassen sich häufig nur schwierig ärztlich einer Diagnose zuordnen, da zum Beispiel ein klassischer Allergietest nicht positiv ist (also nicht auf eine Allergie hindeuten würde). Außerdem senkt Cortisol die Produktion von sekretorischem Immunglobulin A (sIgA), einem Antikörper, der unsere Darmschleimhaut schützt.

INFO

Beim ***leaky gut*-Syndrom** (durchlässiger Darm) wird die Darmwand »löchrig«, sodass unverdaute Nahrungsbestandteile und Giftstoffe, die eigentlich ausgeschieden würden, in den Körper gelangen können. Das kann Entzündungen und Immunreaktionen auslösen.

Immunglobuline sind Antikörper, die zum Beispiel Bakterien und Viren erkennen und unschädlich machen. Sie wirken wie »Fahndungsproteine« des Immunsystems.

UNVERTRÄGLICHKEITEN UND ALLERGIEN

Bei vielen stressbelasteten Menschen ist eine Zunahme von allergischen Reaktionen oder Nahrungsmittelunverträglichkeiten auffällig. Cortisol wirkt zwar akut entzündungshemmend, doch chronischer Stress kann das Immunsystem paradox beeinflussen, also aktivieren. Die an allergischen Reaktionen beteiligten Mastzellen, die Entzündungsbotenstoffe (Mediatoren) wie Histamin ausschütten, besitzen Rezeptoren für Stressbotenstoffe. Cortisol kann Mastzellen direkt zur Ausschüttung ihrer Mediatoren anregen. Die Folge ist dann eine vermehrte Freisetzung von unter anderem Histamin, was Histaminintoleranz-Symptome begünstigt. Histaminintoleranz bedeutet, dass der Körper auf Histamin besonders empfindlich reagiert und Symptome zeigt (siehe folgende Seite).

Chronischer Cortisolüberschuss füllt zudem das »Histamin-Fass« schneller: Die gleichzeitige Histaminfreisetzung aus Mastzellen und der Abbau von schützenden Enzymen (wie Diaminooxidase [DAO]) im Darm verschieben die Toleranzschwelle. Das heißt, der Körper reagiert schon auf sehr geringe Mengen Histamin mit Beschwerden.

Typische Beschwerden umfassen:

- Histaminintoleranz mit Symptomen wie Hautausschlägen, Kopfschmerzen, Juckreiz, Herzklopfen, Durchfall, Bauchschmerzen
- zunehmende Nahrungsmittelunverträglichkeiten, zum Beispiel gegenüber Gluten, Laktose, Fruktose
- vermehrte Kreuzreaktionen und Pseudoallergien
- Verschlechterung von Allergien (zum Beispiel gegen Pollen, Hausstaub)

INFO

DAO *(Diaminoxidase)* ist ein Enzym, das Histamin abbaut. Ist es vermindert aktiv, kann es zu Unverträglichkeiten und Beschwerden wie Kopfschmerzen, Hautausschlägen oder Verdauungsproblemen kommen.

VEGETATIVE BESCHWERDEN

Bei chronisch erhöhtem Cortisol (und den gleichzeitig ausgeschütteten Katecholaminen Adrenalin beziehungsweise Noradrenalin) dominiert eine anhaltende Sympathikusaktivität. Der Körper befindet sich dann in einem Daueralarmzustand und das autonome (vegetative) Nervensystem, also Sympathikus und Parasympathikus (siehe Seite 12), gerät aus dem Gleichgewicht. Die Folgen sind:

- Kopfschmerzen, Spannungsschmerzen oder Migräne
- Schwindel, Blutdruckschwankungen
- erhöhter Puls, Herzstolpern, hohe Atemfrequenz (vor allem flache, oberflächliche Atmung)
- Verdauungsprobleme, Reizdarm
- Tinnitus, Kloßgefühl im Hals *(Globus pharyngeus)*
- Lichtempfindlichkeit

- muskuläre Verspannungen, vor allem im Nacken
- häufiger Harndrang, Reizblase
- Zähneknirschen

MUSKULATUR, KNOCHEN, HAUT, BINDEGEWEBE UND CO

Cortisol hat katabole Wirkungen auf verschiedene Gewebe, darunter Haut, Muskeln, Faszien, Sehnen, Bindegewebe und Knochen. Es fördert den Abbau von Muskelproteinen, um daraus in der Leber Glukose zu bilden. Cortisol hemmt außerdem die Aktivität von Zellen namens Osteoblasten, die für den Knochenaufbau zuständig sind, und fördert gleichzeitig den Knochenabbau durch Zellen namens Osteoklasten. Zudem reduziert es die Aufnahme von Kalzium im Darm und fördert dessen Ausscheidung über die Nieren. Typische Folgen umfassen:

- reduzierte Muskelmasse trotz Bewegung
- schlechtere Regeneration nach Sport oder Stress
- erhöhtes Risiko für Sarkopenie (altersbedingter Muskelverlust)
- erhöhtes Risiko für Osteoporose
- reduzierte Kollagensynthese: erhöhte Verletzungsanfälligkeit, Sehnenverletzungen, Gelenkinstabilitäten, chronische Schmerzen
- verlangsamte Wundheilung, erhöhte Narbenbildung
- Fibromyalgie-ähnliche Schmerzen, Muskelverhärtungen: bedingt durch chronische Mikroentzündungen und reduzierte Durchblutung
- Hautprobleme wie Akne, trockene Haut, Ekzeme, Neurodermitis, Juckreiz
- Haarausfall
- brüchige Nägel, Nagelwachstumsstörungen
- dunkle Augenringe oder fahler Teint

INFO

Fibromyalgie ist ein chronisches Schmerzsyndrom, das mit Schmerzen an verschiedenen Muskeln und Gelenken, Schlafstörungen und Erschöpfung einhergeht (siehe Seite 70).

IMMUNSYSTEM

Wie bereits ausführlich in Kapitel 2 beschrieben, wirkt Cortisol auf verschiedene Arten auf die Immunfunktion ein.

Typische Anzeichen hier sind:

- erhöhte Infektanfälligkeit, verzögerte Infektverläufe, Reaktivierung von Viren (zum Beispiel Epstein-Barr-Viren [EBV], Herpesviren [HSV], Cytomegalieviren [CMV], Borrelien) durch Unterdrückung der zellulären Immunabwehr (TH1-Zellen, siehe Seite 39 ff.)
- vermehrte Allergien und Histaminproblematik durch eine verstärkte TH2-Zell-Antwort
- stille Entzündungen, *leaky gut*-Syndrom, Insulinresistenz
- Autoimmunreaktionen
- reduzierte Aktivität der NK-Zellen
- häufige Infekte der oberen Atemwege, Darmprobleme, intestinale Dysbiose (gestörte Zusammensetzung der Darmkeime) durch reduziertes sIgA (sekretorisches Immunglobulin A, siehe Seite 58)
- starke Müdigkeit und chronische Erschöpfung sowie Neuroinflammation: Konzentrationsprobleme, depressive Verstimmungen, *brain fog*
- verschlechterte Wundheilung

INFO

Dysbiose bedeutet ein Ungleichgewicht der Darmflora, bei dem »gute« und »schlechte« Bakterien nicht im richtigen Verhältnis stehen. Das kann die Verdauung und das Immunsystem beeinträchtigen.
brain fog bezeichnet ein Gefühl geistiger Benommenheit, Konzentrationsschwierigkeiten und verlangsamtes Denken – wie »Nebel im Kopf«.

NEUROTRANSMITTERHAUSHALT

Cortisol steht in engem Wechselspiel mit verschiedenen Neurotransmittern, also den in der folgenden Auflistung genannten Botenstoffen im Gehirn, die aktivierende oder hemmende Signale zwischen Nervenzellen vermitteln. Bei chronisch erhöhten Cortisolspiegeln wird die Produktion vieler dieser Neurotransmitter erhöht oder erniedrigt. Dies hat zum Beispiel diese Folgen:

- reduziertes Serotonin (Glückshormon): depressive Verstimmungen, Reizbarkeit, Grübeln
- reduziertes Dopamin (Antrieb und Motivation): Erschöpfung, Antriebslosigkeit
- reduziertes GABA (beruhigender Neurotransmitter): innere Unruhe, Schlafprobleme, Ängstlichkeit
- erhöhte Adrenalin- und Noradrenalinwerte (Aktivierung des Sympathikus),
- gestörte Acetylcholin-Balance: Konzentrationsprobleme, Wortfindungsstörungen, *brain fog*, Reizdarmsymptomatik
- indirekt Steigerung von Glutamat: Überstimulation, Gedankenkreisen, Schlaflosigkeit, Reizüberflutung, Schrumpfung des Hippocampus

Ursachen für erhöhtes Cortisol

Ein dauerhaft erhöhter Cortisolspiegel ist keine Schwäche des Körpers, sondern ein Zeichen seiner Anpassung an anhaltende Belastung. Diese Belastung kann auf vielfältige Weise entstehen, zum Beispiel durch äußere Umstände, innere Konflikte, physiologische Reize oder einen ungesunden Lebensstil. Entscheidend ist: Der Körper unterscheidet nicht zwischen »echter« Gefahr und chronischer Überforderung. Die Stressreaktion läuft biologisch immer gleich ab.

Im Folgenden möchte ich auf häufige Trigger eines chronisch erhöhten Cortisolspiegels genauer eingehen.

PSYCHISCHER DAUERSTRESS

Psychosozialer Stress ist einer der häufigsten Auslöser für chronisch erhöhte Cortisolwerte. Unser modernes Leben bietet viele dieser »unsichtbaren Gefahren«:

- Chronischer Leistungsdruck, Multitasking, ständige Erreichbarkeit
- *»Mental load«*, insbesondere bei Eltern (oft Müttern), die alles »im Kopf behalten« müssen
- ungelöste emotionale Konflikte, finanzielle Sorgen, Ängste oder frühkindliche Prägungen und Traumata

- Isolation, Mobbing, Fehlen von Selbstfürsorge und Entspannungskompetenz,
- Überreizung durch Medienkonsum, soziale Netzwerke, Lärm
- verdrängte Emotionen, alte Prägungen oder das Gefühl, »funktionieren zu müssen«
- fehlende Regeneration durch keine Pausen, keinen Zugang zu Entspannung und kein Gefühl von Sicherheit
- unbewusste Selbstüberforderung durch Perfektionismus, Helfersyndrom, ständige Selbstoptimierung

PHYSIOLOGISCHE STRESSOREN

Auch körperliche Belastungen können zur Daueraktivierung der HPA-Achse führen:

- Schlafmangel, Jetlag, Schichtarbeit
- Übermäßiges Training, vor allem bei intensiven Workouts ohne Regeneration
- chronische Infektionen, Schmerzen oder Entzündungen, auch stille Entzündungen wie *leaky-gut*-Syndrom und Autoimmunerkrankungen belasten dauerhaft
- Dysbiose im Darm, Nahrungsmittelunverträglichkeiten, Allergien
- hormonelle Umstellungen, zum Beispiel Pubertät, Schwangerschaft, Wechseljahre

UMWELTFAKTOREN

Unsere Umwelt ist heute voller Reize, die das Stresssystem ebenfalls aktivieren:

- Toxine wie Schwermetalle, Schimmelpilze, Pestizide, Mikroplastik, Weichmacher
- Luftverschmutzung, UV-Licht, Strahlung
- Hitze, Kälte
- Lichtmangel
- Elektrosmog und Blaulicht (vor allem abends)
- Reizüberflutung durch Lärm, Lichtverschmutzung oder fehlenden Rückzug in die Natur

ERNÄHRUNGS- UND LEBENSSTILFAKTOREN

Auch unsere Ernährung und Essgewohnheiten können Stress in unserem Körper hervorrufen:

- Koffein, Nikotin, Zucker, Alkohol
- Crash-Diäten, Fasten
- unausgewogene, einseitige Ernährung
- Mangel an bestimmten Mikronährstoffen, welche an der Regulation mitbeteiligt sind, zum Beispiel Magnesium
- starke Blutzuckerschwankungen
- ungünstige und unregelmäßige Essenszeiten
- zu wenig Proteine und gesunde Fette

WENN CORTISOL ZU NIEDRIG IST

Nicht nur zu viel, auch zu wenig Cortisol kann den Körper aus dem Gleichgewicht bringen. Nach lang anhaltendem Stress, Erschöpfung oder Trauma drosselt das System häufig seine Aktivität – als Schutzmaßnahme. Die Folge sind Symptome wie tiefe Müdigkeit, Antriebslosigkeit, Reizbarkeit oder Kreislaufschwäche. In diesem Abschnitt geht es darum, wie ein Cortisolmangel entsteht und wie er sich äußert.

Typische Symptome bei erniedrigtem Cortisolspiegel

Wenn der Körper zu lange auf Hochtouren lief und die Stressachse überreizt ist, kommt es nicht selten zu einem regelrechten »Absturz«. Der Cortisolspiegel fällt und mit ihm bricht auch das Energielevel ein. Dies ist kein Versagen des Körpers, sondern – wie schon besprochen – ein Schutzmechanismus. Der Körper sagt: »Stopp, ich kann nicht mehr.« Die Symptome sind dabei oft diffus, aber meist sehr tiefgreifend – körperlich wie emotional. Im Folgenden möchte ich auf einige wichtige Symptome und deren Hintergründe eingehen.

MÜDIGKEIT, ENERGIELOSIGKEIT UND SCHLAFSTÖRUNGEN

Da Cortisol ein wichtiges »Wachhormon« ist, führt sein Mangel zu anhaltender Erschöpfung, was eines der Leitsymptome bei niedrigem Cortisol ist:

- schwere Morgenmüdigkeit trotz ausreichendem Schlaf
- Tagesmüdigkeit mit Leistungseinbrüchen und Antriebslosigkeit oft vormittags oder am Nachmittag (Nachmittagsloch zwischen 14 und 17 Uhr)
- Bedürfnis nach einem Mittagsschlaf
- »Zusammenklappen in der Ruhe« – sobald man aufhört zu funktionieren, bricht die Erschöpfung durch
- gestörter Schlaf-Wach-Rhythmus mit meist mehr Energie am Abend
- beeinträchtigte Schlafqualität mit verkürzten Tiefschlaf- und REM-Schlafphasen; der Schlaf wird nicht als erholsam empfunden, selbst wenn man lange schläft
- erhöhtes Schlafbedürfnis
- Albträume, Unruhe und nächtliche Hypoglykämien inklusive Aufwachen mit Hungergefühl
- Ein- und Durchschlafstörungen, vor allem durch einen verschobenen Cortisolrhythmus und durch gegebenenfalls erhöhte Noradrenalin- beziehungsweise Adrenalinspiegel, die kompensatorisch bei niedrigen Cortisolspiegeln auftreten können

KÖRPERLICHE SCHWÄCHE UND MUSKELSCHMERZEN

Ein zu niedriger Cortisolspiegel kann sich auch ganz direkt im Bewegungsapparat zeigen. Denn Cortisol spielt eine zentrale Rolle bei der Energiebereitstellung, der Steuerung von Entzündungen und dem Erhalt der Muskelkraft. Sinkt der Spiegel dauerhaft ab, fühlt sich der Körper oft schwer, schwach und überfordert an – selbst ohne sichtbaren Anlass. Das kann diese Folgen haben:

- Schon kleine Anstrengungen wirken überfordernd.
- Muskelzittern, -krämpfe oder -schwäche nach Bewegung oder Stress (meist bedingt durch Elektrolytstörungen)
- diffuse Muskel- und Gelenkschmerzen
- längere Regenerationszeiten nach dem Sport oder emotional belastenden Tagen

- orthostatische Schwäche: Schwächegefühl oder »weiche Knie« nach schnellem Aufstehen
- Gefühl von »Bleischwere« in Armen und Beinen
- Rückenschmerzen (besonders im unteren Bereich durch Muskelspannung und Haltungsveränderung)
- erhöhte Verletzungsanfälligkeit bei Sport, Dehnung oder Alltag
- myofasziale Schmerzen (ähnlich wie bei Fibromyalgie)
- überdehnbare Bänder und Sehnen

INFEKTANFÄLLIGKEIT

Als zentraler Regulator unseres Immunsystems sorgt Cortisol für die Balance in vielen Immunantworten. Bei einem Cortisolmangel arbeitet das Immunsystem zunehmend unkoordiniert und reagiert entweder zu schwach oder überzogen. Typische Anzeichen sind dann:

- häufige Infekte, zum Beispiel Erkältungen oder Herpesausbrüche, vor allem nach stressigen Phasen
- schleppende Genesung, Reaktivierung alter Infektionen (zum Beispiel EBV, Herpesviren)
- Zunahme entzündlicher Prozesse, Autoimmunreaktionen und überschießender Immunantworten
- Anfälligkeit für chronische Erkrankungen steigt

HERZ-KREISLAUF-PROBLEME

Wenn der Cortisolspiegel dauerhaft zu niedrig ist, kann der Körper den Kreislauf nicht mehr richtig stabilisieren – besonders unter Belastung. Das kann zu folgenden Beschwerden führen:

- niedriger Blutdruck, besonders morgens oder beim Aufstehen (orthostatische Dysregulation)
- Herzklopfen, Herzstolpern
- Schwindel, Kältegefühl, Frösteln, Schwarzwerden vor den Augen
- Salzhunger als Zeichen eines gestörten Natriumhaushalts
- verminderte Herzleistung

BLUTZUCKERSCHWANKUNGEN, HEISSHUNGER, GEWICHT UND VERDAUUNG

Wenn zu wenig Cortisol zur Verfügung steht, fehlt dem Körper ein wichtiges Gegengewicht zu Insulin, was zu einem unkontrollierten Abfall des Blutzuckers führen kann. Gleichzeitig gerät auch der Appetit außer Kontrolle. Typische Symptome umfassen hier:

- Verlangen nach schnellen Kohlenhydraten oder salzigen Snacks
- Heißhungerattacken, vor allem bei Stress, Hunger oder verzögerten Mahlzeiten
- Unterzuckerungszustände mit Zittern, Schwäche, innerer Unruhe
- Appetitlosigkeit und Gewichtsverlust
- häufig auch Übelkeit, Erbrechen, Verstopfung oder Bauchschmerzen, da ein Mangel an Cortisol die Magen-Darm-Funktion beeinträchtigen kann
- Gewichtsveränderungen – einige nehmen ab durch verringerten Appetit und anhaltende Stressreaktionen, andere können auch zunehmen, etwa durch Heißhunger auf Süßes infolge von Unterzuckerungen

PSYCHISCHE SYMPTOME

Ein Mangel an Cortisol betrifft nicht nur den Körper, er greift auch tief in die seelische Stabilität ein. Ist der Spiegel dauerhaft zu niedrig, verändert sich die Neurotransmitterbalance – mit Folgen für Stimmung, Denkvermögen und emotionale Belastbarkeit. Typische Auswirkungen umfassen:

- Innere Leere, Lustlosigkeit, depressive Verstimmungen
- Gefühl, »nicht mehr zu funktionieren«, Antriebslosigkeit, fehlende Motivation
- schnelle Überforderung, Reizbarkeit oder Ängste – selbst bei kleinen Reizen
- Stimmungsschwankungen, Nervosität
- innere Unruhe, Panikattacken
- geringe Stresstoleranz, Gefühl, »ständig am Limit zu sein«
- kognitive Beeinträchtigungen wie Konzentrationsstörungen, *brain fog* und verlangsamtes Denken, Gedächtnisprobleme
- Gefühl von »Entfremdung« oder Depersonalisation
- soziale Rückzugsneigung, Kontaktscheu

- geringes Selbstwertgefühl oder Versagensgefühl
- verstärkte Reizsensitivität (zum Beispiel auf Lärm, Licht, Gerüche, soziale Interaktion)

HORMONELLE STÖRUNGEN

Sinkt der Cortisolspiegel dauerhaft ab, wirkt sich das direkt auf die Hormonproduktion in der Nebenniere sowie auf die übergeordneten Steuerzentren im Gehirn (Hypothalamus und Hypophyse) aus. Besonders betroffen sind Frauen im gebärfähigen Alter, aber auch Männer können bei länger bestehendem Mangel Symptome entwickeln:

- Zyklusstörungen, verkürzter oder ausbleibender Zyklus (Amenorrhö)
- verminderte Funktion des für eine Schwangerschaft wichtigen *Corpus luteum* (Gelbkörperschwäche) mit prämenstruellem Syndrom (PMS) und unerfülltem Kinderwunsch
- Verlust von Achsel- und Schamhaar (bei ausgeprägtem Mangel)
- niedrige Libido
- Fertilitätsstörungen
- verstärkte Wechseljahresbeschwerden (Hitzewallungen, Schlafstörungen, depressive Stimmung)
- erhöhte Prolaktinwerte
- Schilddrüsenunterfunktion

HAARAUSFALL UND HAUTVERÄNDERUNGEN

Zwar fehlt bei funktionellem Hypocortisolismus die typische Hyperpigmentierung (dunklere Färbung der Haut), wie man sie beim Morbus Addison sieht, dem kompletten Funktionsverlust der Nebennierenrinde. Dennoch kann es im Rahmen von zu niedrigen Cortisolspiegeln zu Hautveränderungen kommen. Typische Symptome umfassen:

- fahle, blasse Haut durch Kreislaufschwäche und verminderte Durchblutung
- Kälte- oder Stressmarmorierung (vor allem an Beinen und Armen)
- trockene, schuppige oder empfindliche Haut durch reduzierte Barrierefunktion

- Haarausfall – diffus, vor allem durch begleitenden Schilddrüsenmangel, Östrogendominanz oder Nährstoffdefizite (zum Beispiel Zink, Eisen, B-Vitamine)
- verlangsamte Wundheilung und Neigung zu kleinen Entzündungen
- dünner werdende Augenbrauen oder Wimpern (besonders bei gleichzeitiger Schilddrüsenunterfunktion)
- dunkle Augenringe
- blasse Lippen oder eingefallene Gesichtszüge durch Energiemangel

Cortisolmangel in Verbindung mit bestimmten Krankheiten

Lange wurden psychische Erkrankungen wie Burn-out, Depression oder posttraumatische Belastungsstörung (PTBS) rein psychologisch betrachtet. Doch heute wissen wir: Sie gehen oft mit tiefgreifenden Veränderungen im neuroendokrinen System einher – allen voran in der Regulation des Stresshormons Cortisol.

BURN-OUT – VOM ÜBERDRUCK ZUR ERSCHÖPFUNG

Menschen mit Burn-out durchlaufen häufig eine typische Cortisoldynamik: Zunächst reagiert der Körper mit einer übermäßigen Ausschüttung – einem »Cortisolhoch« – auf den anhaltenden Druck. Doch nach Monaten oder Jahren chronischer Überlastung folgt der Einbruch: Die Nebennieren drosseln ihre Aktivität und das Cortisol sinkt ab. Studien zeigen, dass schwere Burn-out-Fälle auf akuten Stress kaum noch mit einer Cortisolerhöhung reagieren.[24,25,26,27] Der Körper fährt die Stressantwort herunter, um sich vor weiterer Schädigung zu schützen. Betroffene berichten in dieser Phase über bleierne Müdigkeit, Muskelschmerzen, Schlafstörungen und Antriebslosigkeit – Symptome, die auch bei einer nur leicht ausgeprägten Cortisol-Unterfunktion auftreten.

PTBS – WENN DAS STRESSSYSTEM AUS DEM TAKT GERÄT

Bei der posttraumatischen Belastungsstörung (PTBS) finden sich oft massive Störungen der HPA-Achse. Entgegen der Vermutung, dass diese Patientinnen und Patienten »daueraktiv« seien, zeigen viele extrem niedrige Cortisolspiegel, möglicherweise als Folge einer chronischen Überstimulation. Auch hier scheint der Körper auf andauernden Stress mit einem Schutzmechanismus zu reagieren.

FIBROMYALGIE, CFS UND DIE CORTISOLACHSE

Chronische Schmerz- und Erschöpfungssyndrome, wie Fibromyalgie oder das *chronic fatigue syndrome* (CFS), weisen ebenfalls auffällige Veränderungen im Cortisolprofil auf. Studien deuten auf abgeflachte Tagesrhythmen, verminderte Aufwachreaktionen (CAR) und ein insgesamt niedrigeres Cortisolniveau hin.[28,29,30,31] Die Betroffenen berichten häufig über eine erhöhte Stressempfindlichkeit, körperliche Erschöpfung und diffuse Schmerzen – alles Symptome, die sich auch bei Hypocortisolismus zeigen. Auch wenn nicht in allen Studien ein direkter Cortisolmangel nachweisbar ist, sprechen die funktionellen Veränderungen der HPA-Achse für eine gestörte Stressverarbeitung.

INFO

Chronic fatigue (chronisches Erschöpfungssyndrom) beschreibt eine anhaltende, schwere Müdigkeit, die durch Erholung nicht besser wird und oft mit Konzentrations- und Immunsymptomen verbunden ist.

LONG COVID – DER NEUE HYPOCORTISOLISMUS?

Besonders aufschlussreich sind neuere Erkenntnisse zu Long COVID. Eine groß angelegte Studie aus dem Jahr 2023 fand bei vielen Long-COVID-Betroffenen drastisch erniedrigte Cortisolwerte.[32] Die Symptome – Fatigue, *brain fog*, Kreislaufinstabilität – ähneln stark denen eines Hypocortisolismus. Die Forscherinnen und Forscher vermuten, dass die Kombination aus der Belastung durch die Virusinfektion, dem Zytokinsturm und der chronischen Immunaktivierung die HPA-Achse langfristig dysreguliert wird. Dabei könnte der niedrige Cortisolspiegel nicht nur Folge, sondern auch Mitverursacher der Beschwerden sein, indem er Energieproduktion, Stressresistenz und Entzündungshemmung einschränkt.

INFO

Ein **Zytokinsturm** ist eine überschießende Immunreaktion, bei der sehr viele Zytokine ausgeschüttet werden. Das kann zu schweren Entzündungen im ganzen Körper führen.

Ursachen für erniedrigte Cortisolspiegel

Dauerhafte berufliche oder private Überlastung kann langfristig die Cortisolregulation verändern. Anfangs resultiert Stress in erhöhtem Cortisol, aber ohne Erholungsphasen kommt es zur Erschöpfung des Systems, das heißt, die lang anhaltende Hyperaktivität der HPA-Achse führt am Ende über verschiedene Anpassungsmechanismen zu einer Hypoaktivität. Bis die Cortisolregulation im Körper herunterreguliert und der Schutzmodus aktiviert wird, vergeht einiges an Zeit und oftmals spielen hier viele Faktoren eine Rolle, die chronischen Stress (physisch und psychisch) im System erzeugen. Sehr selten ist es genau eine Ursache, die dahintersteckt, und oftmals kann man über die wirklichen Auslöser nur mutmaßen, denn es braucht meist Jahre, bis sich der Zustand eines funktionellen Hypocortisolismus einstellt.

Im Endeffekt können wir sagen, dass alle Ursachen für erhöhte Cortisolspiegel aus den vorherigen Abschnitten auf Dauer auch zu niedrigen Cortisolspiegeln im Rahmen einer Herunterregulation führen können. Daher möchte ich im Folgenden nur kurz die häufigsten Ursachen für den chronischen Stress mit daraus resultierenden niedrigen Cortisolspiegeln beleuchten.

CHRONISCHE INFEKTIONEN UND ENTZÜNDUNGEN

Der Körper kann auch durch versteckte Immunaktivierungen in einen Erschöpfungszustand rutschen. Reaktivierte Viruserkrankungen (zum Beispiel EBV, Herpes), chronische Borreliose, Parasiten, chronische Schimmelbelastung oder stille Entzündungen fordern das Immunsystem permanent, weshalb es enorm viel Energie benötigt. Um diesem Energiedurst gerecht zu werden, muss der Körper unter anderem ständig Cortisol produzieren. Langfristig führt das zu einer Überlastung der Nebennieren und einer gestörten Hormonregulation, wodurch Erschöpfung, Schlafstörungen, Stimmungsschwankungen und eine erhöhte Anfälligkeit für weitere Erkrankungen entstehen können.

FEHL- ODER MANGELERNÄHRUNG

Um Cortisol bilden zu können, braucht der Körper viele Bausteine, die wir über die Ernährung zuführen müssen. Eine Ernährung mit zu wenig Eiweiß, Fett oder Mikronährstoffen (vor allem Vitamin C, Vitamin B5, Magnesium, Natrium) erschwert die Hormonproduktion. Besonders kritisch sind dabei Fasten unter Stress, zu viel

Koffein und extreme Diäten, die das System zusätzlich belasten und einen Notstand signalisieren. Auch Langzeit-Veganismus ohne gezielte Supplementierung kann problematisch sein, da auf Dauer die Gefahr von Mangelzuständen droht. Diese können indirekt auch die Hormonproduktion beeinflussen. Wer langfristig vegan lebt, sollte daher auf eine ausreichende Nährstoffversorgung achten.

TRAUMATISCHE ERFAHRUNGEN

Schwere psychische oder physische Traumata – besonders in der Kindheit – können dauerhaft Spuren im HPA-System hinterlassen. Untersuchungen zeigen, dass frühkindliche Traumata (Missbrauch, Vernachlässigung) mit einer abgeflachten Cortisol-Stressreaktion im späteren Leben einhergehen.[33,34] Wahrscheinlich führt die andauernde extreme Stressaktivierung in jungen Jahren zu einer Herunterregulation: Der Organismus »gewöhnt« sich an permanenten Stress und reguliert Cortisol herunter, was aber dann im normalen Alltag zu wenig ist. Traumata können also ein Auslöser dafür sein, dass das System »umkippt« in einen Zustand chronischen Cortisolmangels.

ÜBERTHERAPIE UND MEDIKAMENTE

Auch medizinische Eingriffe können zu einem »Hormonabsturz« führen. Cortisonpräparate (zum Beispiel bei Asthma, Rheuma, manchen Hauterkrankungen) drosseln bei Langzeiteinnahme die körpereigene Cortisolproduktion. Wird das Medikament abrupt abgesetzt, können die Nebennieren nicht schnell genug reagieren und produzieren zu wenig Cortisol. Auch Medikamente wie Opioide, Antidepressiva oder Steroide beeinflussen die Hormonregulation negativ.

SCHLAFMANGEL, ZIRKADIANE RHYTHMUSSTÖRUNGEN

Anhaltender Schlafentzug oder Schichtarbeit können die Cortisolregulation beeinträchtigen. Akuter Schlafmangel führt tendenziell zu erhöhtem Cortisol (als Stressreaktion). Studien zu chronischem Schlafdefizit zeigen jedoch teils einen abgeschwächten Cortisolanstieg zu bestimmten Tageszeiten. Beispielsweise fand man bei Probanden mit Schlafrestriktion eine reduzierte ACTH- und Cortisolantwort auf abendliche Stimulationstests.[35] Das deutet auf eine verminderte Aktivität der HPA-Achse hin. Klar ist: Erholsamer Schlaf ist wichtig für eine gesunde HPA-Achse. Andauernder Schlafmangel erhöht die Hintergrundentzündung (IL-6 steigt) und kann so indirekt die Cortisolantwort dämpfen.

ERKRANKUNGEN UND INFEKTIONEN

Nach schweren Infektionen oder Entzündungen kann es zu einer temporären Unterfunktion kommen. Ein bekanntes Phänomen ist die *critical illness-related corticosteroid insufficiency* (CIRCI) auf Intensivstationen: Bei Sepsis oder Schock geraten HPA-Achse und Rezeptorsensitivität durcheinander, sodass trotz Bedarf das Cortisol inadäquat ist. In der Erholungsphase nach zum Beispiel COVID oder Pfeiffer'schem Drüsenfieber (EBV) beschreiben manche Betroffene Symptome einer geschwächten HPA-Achse – möglicherweise durch die monatelange Aktivierung des Immunsystems.

Auch chronische Entzündungsleiden (Rheuma, chronisch-entzündliche Darmerkrankungen) können die Achse ermüden, vor allem wenn wiederholt Cortisontherapien eingesetzt wurden. Selbst Schmerzsyndrome können als Stressor wirken: Bei Fibromyalgie diskutiert man, dass der dauerhafte Schmerzreiz und schlechte Schlaf den Cortisolrhythmus abflachen, was dann wiederum die Schmerzschwelle weiter senkt.

ALTERUNG UND GENETIK

Alterung kann mit einer leichten Abnahme der Cortisoldynamik einhergehen. Ältere Menschen zeigen teils auch abgeschwächte zirkadiane Abläufe. Auch genetische Polymorphismen im Glukokortikoidrezeptor-Gen (NR3C1) können zu einer Hypersensitivität der Rezeptoren gegenüber Cortisol führen, bei der betroffene Personen niedrigere Cortisolspiegel haben, aber stark darauf reagieren.

Ein dauerhaft erniedrigter Cortisolspiegel ist selten das Ergebnis eines einzelnen Auslösers, sondern vielmehr die Folge einer langen Kette aus Überforderung, Dysregulation, Anpassung und Erschöpfung. Die Ursachen reichen von chronischen Entzündungen, Mangelernährung und Schlafdefizit bis hin zu tief verwurzelten Traumata oder medikamentösen Eingriffen – häufig in Kombination. Dabei zeigt sich, dass der Körper oft jahrelang im Hintergrund kämpft, bevor er sichtbar in den Rückzugsmodus schaltet. Hypocortisolismus ist deshalb kein Zeichen von Schwäche, sondern Ausdruck einer überstrapazierten Anpassungsleistung. Die gute Nachricht ist aber, dass sich mit gezielter Diagnostik, achtsamer Entlastung und regenerationsfördernden Maßnahmen dieser Zustand oft umkehren lässt, und genau das schauen wir uns jetzt im nächsten Kapitel genauer an.

3

Wege aus dem Ungleichgewicht – zurück in deine Cortisolbalance

DIAGNOSE: WO STEHE ICH?

Viele Menschen spüren, dass »etwas nicht stimmt«. Sie fühlen sich müde, gereizt oder innerlich getrieben, ohne eine klare Erklärung. Der erste Schritt zur Heilung ist daher das Verstehen der eigenen Signale. In diesem Kapitel lernst du, typische Symptome besser einzuordnen, Muster zu erkennen und herauszufinden, wo du auf dem Spektrum der Cortisolregulation stehst.

Symptome deuten lernen

Bevor wir tiefer in die Diagnostik, spezifische Maßnahmen und Weiteres eintauchen, ist es wichtig, zunächst den eigenen Körper und seine Signale zu verstehen. Gerät unser System aus dem Gleichgewicht, macht sich das sowohl körperlich als auch emotional bemerkbar. Symptome deuten zu lernen ist der erste Schritt zurück in die Balance (siehe Fragebogen, Seite 107 bis 116). So kannst du einschätzen, wo du in deiner Cortisolregulation stehst, und typische Muster frühzeitig erkennen, bevor sich kleine Ungleichgewichte zu größeren Problemen auswachsen.

KÖRPERLICHE UND EMOTIONALE SIGNALE VERSTEHEN

Cortisol-Ungleichgewichte äußern sich meist nicht mit einem einzigen, klaren Symptom, sondern mit einem diffusen Beschwerdebild, das in seiner Kombination typisch ist:

- morgendliche Müdigkeit und Antriebslosigkeit, selbst nach scheinbar ausreichend Schlaf
- Gefühl von »wired but tired«: innere Unruhe bei gleichzeitiger Erschöpfung
- Leistungseinbrüche über den Tag, besonders am späten Vormittag oder Nachmittag (zwischen 14 und 17 Uhr)
- Schlafprobleme, wie Einschlafstörungen, nächtliches Aufwachen (besonders zwischen 2 und 4 Uhr) oder ein unruhiger Schlaf. Viele Betroffene fühlen sich »wie aufgezogen« zur Schlafenszeit, obwohl sie eigentlich müde sein müssten.

- Gewichtszunahme, vor allem im Bauchbereich trotz gesunder Ernährung
- Heißhunger auf Süßes, Kohlenhydrate oder Salziges, Reizbarkeit bei Hunger
- Appetitlosigkeit oder ungewollter Gewichtsverlust bei niedrigem Cortisol
- häufige Infekte (vor allem im oberen Atemtrakt), langsame Wundheilung, chronische Entzündungen
- wiederkehrende und sich verstärkende Allergien und Unverträglichkeiten
- Zyklusstörungen, prämenstruelles Syndrom oder Libidoverlust
- Reizbarkeit, Ungeduld, Stimmungsschwankungen, Ängste, innere Unruhe, depressive Verstimmungen
- Erschöpfung nach Belastungen, emotionale Leere, Wunsch nach Rückzug
- Konzentrationsstörungen, Vergesslichkeit, *brain fog*

Neben diesen Hauptsignalen können noch weitere Symptome auftreten. Einige Menschen leiden unter Verdauungsbeschwerden (Stress schlägt buchstäblich auf Magen und Darm, was zu Durchfall, Verstopfung oder Bauchschmerzen führen kann), andere bemerken Herz-Kreislauf-Reaktionen oder Veränderungen an Haut und Haaren. Wichtig ist, diese körperlichen Zeichen als Ganzes zu betrachten, denn oft ergeben sie zusammen ein klares Bild.

Vom »Alarmmodus« zur Erschöpfung

Ein Ungleichgewicht im Cortisolhaushalt entwickelt sich oft in Phasen. Häufig zeigt sich ein typischer Verlauf: Auf eine längere Phase mit zu viel Cortisol – quasi einem inneren Daueralarm – folgt irgendwann der Absturz in einen Zustand mit zu wenig Cortisol, eine Erschöpfung. Vereinfacht gesagt: Hypercortisolismus geht in Hypocortisolismus (zu niedrige Cortisolspiegel) über.

In der ersten Phase (chronisch erhöhter Cortisolspiegel) läuft der Körper unter Hochspannung. Man fühlt sich vielleicht zunächst leistungsfähig und wach, ist aber gleichzeitig überdreht. Bleibt dieser Zustand übermäßig lange bestehen, geraten die Cortisolproduktion und die Rezeptoren in eine Art Notmodus. Der Organismus kann das Daueralarm-Level nicht endlos halten und die Stressachse fährt dann ihre Aktivität herunter. Der Körper drosselt die Cortisolausschüttung, um sich vor den schädlichen Wirkungen einer ständig hohen Konzentration zu schützen. Mit anderen Worten: Ein niedriger Cortisolspiegel nach langer Stressphase ist eben nicht einfach eine »Schwäche«

der Nebennieren, sondern eine Überlebensstrategie des Körpers, um Schlimmeres zu verhindern.

Diese zweite Phase (chronisch erniedrigter Cortisolspiegel) äußert sich dann in gegenteiligen Symptomen. Viele berichten, dass sie nach Monaten oder Jahren im Dauerstress plötzlich »zusammenklappen«. Man fühlt sich ausgebrannt – genau das steckt ja im Begriff »Burn-out«. In dieser Hypocortisolismus-Phase kann selbst morgens kaum Cortisol mobilisiert werden. Dementsprechend schwierig ist es, in die Gänge zu kommen. Der Blutdruck ist oft niedrig, die Hände kalt, der Kopf wie leer und schon kleine Belastungen des Alltags scheinen zu viel. Häufig wird dieser Übergang schleichend durchlaufen: Erst dominiert das Cortisolhoch mit seinen Erscheinungen, doch allmählich schleichen sich Erschöpfungssymptome ein, bis sie irgendwann überwiegen. Nicht jeder merkt den genauen Umschwung. Daher ist es umso wichtiger, auf den Körper zu hören und die Chronologie der Symptome nachzuverfolgen.

Frühzeitige Muster erkennen

Warum ist es so wichtig zu wissen, wann welche Symptome aufgetreten sind? Weil die Chronologie der Anzeichen wertvolle Hinweise liefert und den Weg zur Balance weist. Wenn wir verstehen, wie sich ein Cortisolungleichgewicht typischerweise entfaltet, können wir gezielter gegensteuern. Viele Betroffene blicken im Nachhinein zurück und erkennen: Schon lange bevor die völlige Erschöpfung einsetzte, gab es Warnsignale. Vielleicht fing es bei dir mit abendlicher Unruhe und kürzerem Schlaf an, darauf folgten Phasen erhöhter Reizbarkeit und Leistungsdruck, und irgendwann konntest du nicht mehr. Solche Verlaufsdetails sind keine Nebensächlichkeiten, sondern der Schlüssel zum Verständnis deiner Gesundheit.

Es ist daher extrem wichtig, Frühwarnzeichen ernst zu nehmen. Oft neigen wir dazu, erste Symptome zu ignorieren oder als »normalen Stress« abzutun. Doch indem man die Anfangsphase übergeht und weiterarbeitet trotz Schlaflosigkeit, Kaffee über Müdigkeit kippt und Gereiztheit verdrängt, spitzt sich die Lage immer mehr zu. Was zunächst vielleicht nur gelegentliche Schlafprobleme und etwas Überforderung waren, kann sich unbemerkt zu einem handfesten Burn-out entwickeln, wenn wir die Zeichen nicht deuten. Wer jedoch früh erkennt, dass der Körper im Cortisolhoch steckt, kann durch Stressmanagement, Pausen und Anpassung des Lebensstils gegensteuern.

Hast du die Alarmsignale einmal wahrgenommen, geht es als Nächstes darum, den eigenen Zustand richtig einzuschätzen. Die Chronologie hilft dir auch, besser einzuordnen, wo du dich gerade befindest. Bist du eher im »Alarmmodus« mit typisch hohen Cortisolwerten (viel innere Unruhe, vielleicht noch relativ viel Energie trotz Schlafmangel) oder schon im Erschöpfungsmodus (ständig müde, antriebslos, nichts geht mehr)? Je nachdem unterscheiden sich nämlich die Herangehensweisen. In der Hochphase braucht dein Körper vor allem Beruhigung und Entlastung. In der Tiefphase braucht er behutsame Aufbauhilfe und Erholung. Versteht man den Ablauf, lassen sich Maßnahmen passgenauer wählen. So vermeidet man auch Fehlinterpretationen. Beispielsweise könnte jemand seine ständige Müdigkeit und depressive Stimmung isoliert betrachten und rein symptomatisch behandeln wollen, obwohl dahinter ein durchlaufener langer Stressprozess steckt. Mit dem Wissen um die Cortisolchronologie erkennt man, dass die aktuelle Erschöpfung das Ende einer Entwicklung ist und dass man an den Ursachen ansetzen muss (dem vorherigen Zuviel an Stress), nicht nur an den Symptomen.

Jede Phase hat also ihren Sinn. Die Alarm-Phase zeigt uns, dass wir gerade über unsere Grenzen gehen. Diese Erkenntnis sollten wir nutzen, um gegenzusteuern. Die Erschöpfungsphase zwingt uns zur Ruhe, was wir als Anlass nehmen dürfen, unser Leben neu zu ordnen. Wichtig ist, dass du deine eigene Geschichte verstehst:

- Wann traten welche Zeichen auf?
- Gab es auslösende Ereignisse, nach denen bestimmte Symptome zum ersten Mal oder verstärkter auftraten?
- In welcher Reihenfolge traten die Symptome auf?
- War es ein schleichender Prozess oder kam plötzlich ein Symptom hinzu?

Vielleicht mag es hilfreich sein, einmal zurückzublicken und die Entwicklung deiner Symptome nachzuzeichnen. Diese Selbstreflexion schafft Klarheit und verhindert, dass man in Zukunft erneut in dieselbe Falle tappt.

Am Ende gilt: Dein Körper lügt nicht. Die körperlichen und emotionalen Signale einer gestörten Cortisolregulation sind wie Wegweiser aus dem Ungleichgewicht. Sie zeigen dir, wo du gerade stehst und was du brauchst. Indem du typische Muster frühzeitig erkennst und die Chronologie deiner Symptome verstehst, legst du den Grundstein dafür, deine Cortisolbalance wiederzufinden – Schritt für Schritt zurück in ein gesundes Gleichgewicht.

Cortisolmessung: Blut, Speichel, Urin

Die Diagnostik eines Cortisolmangels ist komplexer, als es auf den ersten Blick erscheint, vor allem dann, wenn keine klassischen Krankheitsbilder wie Morbus Addison (Funktionsausfall der Nebennierenrinde) oder Morbus Cushing (Hypercortisolismus als Folge einer Störung der Hypophyse) vorliegen. Viele Betroffene leiden unter einer Vielzahl von Beschwerden, die diffus erscheinen und sich mit anderen Erkrankungen überschneiden. Genau das macht die korrekte Einordnung so schwierig. In der Praxis zeigt sich immer wieder: Ein Cortisolmangel tarnt sich häufig hinter Etiketten wie »psychosomatisch«, »Erschöpfung«, »Burn-out« oder gar »Depression« – und bleibt dadurch lange unentdeckt.

Ein zentrales Problem besteht darin, dass die Symptome bei funktionellem Hypocortisolismus sehr unspezifisch sind. Müdigkeit, Konzentrationsprobleme, Schlafstörungen, niedriger Blutdruck oder Stimmungsschwankungen sind auch bei anderen Erkrankungen wie Schilddrüsenunterfunktion, Anämie oder Diabetes zu finden. Gerade bei einer sekundären Nebenniereninsuffizienz, etwa nach längerer Einnahme von Cortisonpräparaten, können sich die Beschwerden schleichend entwickeln und werden dann oft fehlgedeutet. Es kommt nicht selten vor, dass Betroffene jahrelang mit einer psychischen Diagnose leben, ehe überhaupt eine hormonelle Abklärung erfolgt. Um hier Klarheit zu schaffen, ist daher eine umfassende Differenzialdiagnostik nötig. Neben dem Cortisol sollten daher auch andere Laborwerte bestimmt und im Kontext der Beschwerden und des Lebensstils analysiert werden.

Hinzu kommt, dass Cortisol starken tageszeitlichen Schwankungen unterliegt. Die Messung zur falschen Uhrzeit oder in einer stressbedingten Ausnahmesituation kann zu einer Fehlinterpretation führen. Die entscheidende Referenzzeit für eine Blutentnahme liegt in den frühen Morgenstunden – idealerweise zwischen 7 und 9 Uhr. Hier zeigt sich am zuverlässigsten, ob ein Verdacht auf Nebenniereninsuffizienz besteht. Ein morgendlicher Wert unter 5 Mikrogramm pro Deziliter (µg/dl) gilt als stark verdächtig, während Werte über 18 µg/dl in der Regel einen Mangel ausschließen. Doch viele Menschen werden zu späteren Tageszeiten getestet, wo selbst Gesunde niedrigere Cortisolspiegel aufweisen – was insbesondere bei nicht endokrinologisch geschulten Ärztinnen und Ärzten zu Fehldiagnosen führen kann. Auch ein sogenannter Weißkitteleffekt – also eine Stressreaktion durch die Arztpraxis oder Blutabnahme selbst – kann die Werte kurzfristig ansteigen lassen. Daher kann die einmalige Messung ebenfalls in die Irre führen.

Zur Absicherung der Diagnose wird meist der sogenannte ACTH-Stimulationstest eingesetzt. Dabei prüft man, ob die Nebennieren bei Gabe eines stimulierenden Hormons (ACTH) ausreichend Cortisol produzieren. Bleibt der Anstieg aus, liegt eine Nebenniereninsuffizienz nahe. Doch auch hier gibt es eine diagnostische Lücke: Bei leicht ausgeprägten, funktionellen Disbalancen reagiert der Körper oft noch ausreichend auf diesen künstlichen Reiz, obwohl im Alltag die Stressresistenz längst eingeschränkt ist. Der Test bildet also eher die Maximalleistung der Nebennieren ab, nicht die tatsächliche Alltagstauglichkeit der Hormonachse. Deshalb greifen einige Spezialistinnen und Spezialisten zusätzlich auf Speichelanalysen zurück, bei denen der Cortisolverlauf über den Tag gemessen wird. Auffällig sind hier etwa flache Tagesprofile ohne den typischen morgendlichen Peak. Allerdings sind solche Tests bislang nicht standardisiert, was ihre Aussagekraft im schulmedizinischen Kontext einschränkt.

Erschwerend kommt hinzu, dass zahlreiche Faktoren die Cortisolwerte im Blut beeinflussen können. Beispielsweise ist Cortisol im Winter tendenziell höher als im Sommer. Hormonelle Veränderungen durch Medikamente, etwa durch die Antibabypille oder eine Östrogentherapie, führen dazu, dass mehr Cortisol-bindendes Globulin (CBG) gebildet wird. Dadurch erscheint das Gesamtcortisol im Blut erhöht, obwohl der freie – also biologisch aktive – Anteil eigentlich niedrig ist. Umgekehrt kann ein Proteinmangel oder eine Schilddrüsenunterfunktion zu einem niedrigen CBG führen und die gemessenen Werte fälschlich zu niedrig erscheinen lassen. Auch Medikamente wie SSRI, Opioide oder pflanzliche Adaptogene (zum Beispiel Ashwagandha, Süßholz) können die Cortisolproduktion oder -ausscheidung verändern. Wer solche Präparate einnimmt, sollte dies vor einer geplanten Hormonmessung unbedingt mit der Ärztin oder dem Arzt besprechen, um Fehldeutungen zu vermeiden.

Die klassische Medizin denkt häufig in Schwarz-Weiß-Kategorien: Entweder liegt ein klarer Cortisolmangel vor oder eben nicht. Doch wie in vielen Bereichen der funktionellen Medizin gibt es auch hier ein »Dazwischen«: Zustände, in denen die Laborwerte noch innerhalb der »Norm« sind, die Regulationsfähigkeit des Körpers aber bereits eingeschränkt ist. Diese sogenannten subklinischen Cortisolmangelzustände werden in der Endokrinologie kontrovers diskutiert. Während einige Expertinnen und Experten deren Relevanz anerkennen und auf begleitende Lebensstilmaßnahmen setzen, fordern die Empfehlungen in den meisten Leitlinien klare laborchemische Beweise für eine Substitution. Das führt dazu, dass viele Betroffene keine adäquate Unterstützung erhalten, obwohl sie deutliche Symptome einer hormonellen Erschöpfung zeigen.

Am Ende bleibt die Erkenntnis, dass die Diagnostik eines Cortisolmangels mehr als eine einmalige Blutentnahme erfordert. Sie verlangt ein umfassendes Verständnis des hormonellen Systems, der individuellen Symptomlage, der Einflussfaktoren und möglicher Wechselwirkungen.

Im Folgenden schauen wir uns nun einige Messmethoden für Cortisol genauer an und welche weiteren Blutwerte die Diagnostik sinnvoll ergänzen können.

BLUTMESSUNG

Die Bestimmung des Cortisolspiegels im Blutserum gehört zu den Standarduntersuchungen in der Endokrinologie – allerdings wird ihre Aussagekraft oft überschätzt. Das Verfahren liefert nur einen punktuellen Wert und kann durch äußere Umstände verzerrt sein. Wichtig zu beachten sind insbesondere folgende Punkte:

- **Der Zeitpunkt ist entscheidend:** Aufgrund des ausgeprägten zirkadianen Rhythmus des Cortisols sollte die Blutentnahme morgens zwischen circa 7 und 9 Uhr erfolgen, idealerweise nüchtern. Eine Messung außerhalb dieses Fensters kann zu einem verfälschten Ergebnis führen, da die Vergleichswerte und Normbereiche auf 8-Uhr-Werte bezogen sind.
- **Nur ein Momentbild:** Eine einzelne Blutmessung zeigt lediglich den aktuellen Cortisolwert zum Zeitpunkt der Abnahme, vergleichbar mit einem Schnappschuss. Der Verlauf und Rhythmus bleiben dabei unberücksichtigt. Daher liefert ein einmaliger Wert kein vollständiges Bild der Nebennierenaktivität. Eine isolierte Morgenmessung kann zwar grobe Abwei-

chungen erkennen, übersieht aber verschobene Rhythmen oder abendliche Erhöhungen (etwa bei Schlafstörungen).
- **Stresseinfluss beachten:** Schon der Weg zur Praxis, ein Stau oder die Angst vor der Blutentnahme kann Cortisol kurzfristig erhöhen. Der Wert ist also anfällig für Alltagsstress und nicht immer repräsentativ.
- **ACTH als Ergänzung:** Um die Regulationsfunktion der HPA-Achse besser zu beurteilen, wird bei Verdacht auf Cortisoldysregulation oft parallel das ACTH bestimmt (siehe Seite 89). Das Zusammenspiel von ACTH und Cortisol zeigt, wo eine Störung lokalisiert ist.

Die morgendliche Blutentnahme ist ein einfacher Einstieg, aber kein vollständiges Bild. Bei komplexeren Beschwerden reicht dieses »Momentaufnahme«-Verfahren allein oft nicht aus und eine umfassendere Diagnostik, zum Beispiel mit Speichel oder Urin, ist sinnvoll.

SPEICHELMESSUNG

Die Cortisolmessung im Speichel – typischerweise als Tagesprofil mit mehreren Messpunkten – ist eine der aussagekräftigsten Methoden, um die funktionelle Leistungsfähigkeit der HPA-Achse im Tagesverlauf darzustellen. Besonders bei chronischem Stress, Erschöpfungszuständen, Schlafstörungen oder Verdacht auf Burn-out liefert das Speichelprofil wertvolle Informationen über Rhythmus und Regulation des Cortisols, statt nur die Menge zu betrachten.

Wichtiges Merkmal und Vorteil dieser Methode ist das 5-bis-7-Punkt-Tagesprofil: Der Speichel wird mehrmals am Tag gesammelt, zum Beispiel direkt nach dem Aufstehen, am späten Vormittag, am Nachmittag und am Abend. Dadurch lässt sich der tägliche Verlauf des Cortisolspiegels gut darstellen. Ein standardisiertes Protokoll sieht zum Beispiel vor, dass morgens beim Aufwachen und circa 30 Minuten danach Proben genommen werden, um die Cortisol-Aufwachreaktion zu erfassen, sowie weitere Proben am Nachmittag und zur Nacht. Diese feine Taktung ermöglicht es, Abweichungen im Tagesrhythmus aufzudecken, die mit einer einzelnen Blutmessung nicht erkennbar wären.

So gelingt es, statt eines Momentwerts einen Rhythmus darzustellen, denn anders als bei der Blutentnahme zeigt das Speichelprofil nicht nur, wie viel Cortisol produziert wird, sondern auch wann. Das ist entscheidend, denn häufig ist nicht die Menge das Problem, sondern die Verschiebung des natürlichen

Verlaufs (zum Beispiel ein Abendhoch oder ein zu flacher Morgenanstieg). Beispielsweise sollte kurz nach dem Erwachen ein deutlicher Cortisolanstieg stattfinden *(cortisol awakening response)*, idealerweise ein Anstieg um circa 50 bis 60 Prozent in den ersten 30 Minuten. Anschließend fällt der Spiegel über den Tag bis zum Abend deutlich ab. Pathologisch wäre etwa ein abends zu hoher Cortisolwert (Abendhoch), der mit Ein- oder Durchschlafproblemen einhergeht, oder ein zu flacher Morgenanstieg, wie er bei einer geschwächten HPA-Achse vorkommen kann.

Die Cortisolmessung im Speichel ist daher besonders geeignet bei:

- chronischer Erschöpfung oder Burn-out-Verdacht
- Schlafstörungen, vor allem bei Einschlafproblemen oder nächtlichem Aufwachen
- Prämenstruellem Syndrom, Zyklusstörungen oder unerfülltem Kinderwunsch (Stressreaktion als Mitursache)
- Stressintoleranz, zum Beispiel bei hoher Reizempfindlichkeit, Panikgefühlen oder »Nichts geht mehr«-Zuständen

Ein großer Vorteil der Speichelcortisolmessung ist außerdem, dass die Proben im häuslichen Umfeld genommen werden, also eine stressunabhängige Probenentnahme möglich ist. Die Methode ist nicht invasiv (nur passives Speichelsammeln) und verursacht im Gegensatz zur Blutabnahme keinen zusätzlichen Stressreiz. Damit entfallen verfälschende Faktoren wie die Aufregung in der Arztpraxis oder körperlicher Stress durch Anfahrt. Die Speichelproben können entspannt zu den vorgegebenen Zeiten gesammelt werden, was alltagsnahe Werte liefert.

Studien zeigen, dass Speichelcortisol den freien, biologisch aktiven Anteil des Hormons reflektiert, der schnell zwischen Blut und Speichel im Gleichgewicht ist (innerhalb weniger Minuten).[36, 37] Somit bietet die Speichelmessung eine präzise und praktikable Möglichkeit, die effektive Cortisolwirkung im Körper zu erfassen, ohne größere Störeinflüsse. Dennoch können zum Beispiel eine falsche Testdurchführung, lange Lager- und Transportzeiten, Hitze sowie Sport vor der Probenentnahme zu verfälschten Ergebnissen beitragen, weshalb der Testanweisung genau gefolgt werden sollte, um Fehler so gering wie möglich zu halten.

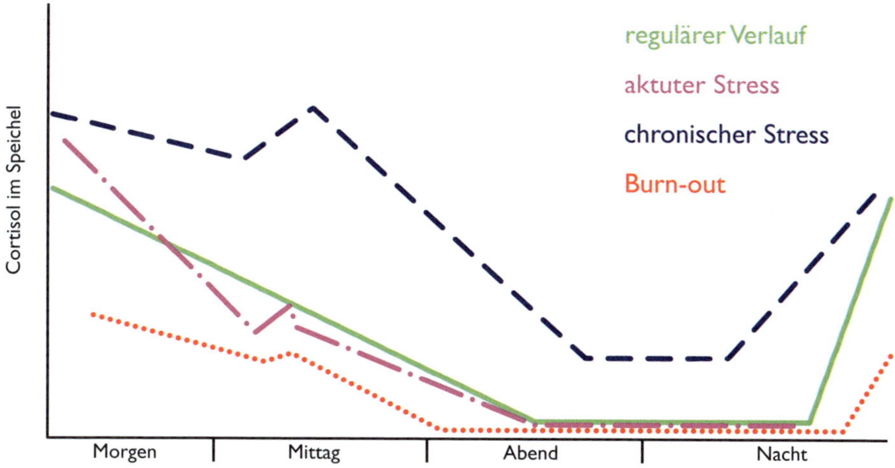

Cortisol-Tagesprofil im Speichel mit den Verläufen im Normalfall, bei akutem Stress, bei chronischem Stress und bei Burn-out.

Das Cortisol-Tagesprofil im Speichel gilt als Methode der Wahl für eine ganzheitliche Beurteilung der Stressachse. Es zeigt, ob der Körper noch gut zwischen Aktivität und Erholung umschalten kann oder ob die Balance verloren gegangen ist. Gerade bei komplexen Stresssyndromen, chronischer Müdigkeit oder unspezifischen Beschwerden liefert die Speichelmessung wertvolle diagnostische Hinweise. Sie ist damit ein unverzichtbares Tool, um funktionelle Störungen der Nebennierenregulation aufzudecken und individuell angepasste Therapieansätze abzuleiten.

24-STUNDEN-URIN UND DUTCH-TEST

Neben Blut und Speichel bieten die Urindiagnostik, insbesondere der 24-Stunden-Sammelurin sowie der spezialisierte DUTCH-Test *(dried urine test for comprehensive hormones)* weitere tiefe Einblicke in die Cortisolproduktion. Diese Methoden messen Cortisol und seine Abbauprodukte über einen längeren Zeitraum und können so Gesamtproduktion und Stoffwechselwege des Hormons sichtbar machen. Insbesondere bei Verdacht auf ausgeprägte hormonelle Dysregulationen oder zur erweiterten Ursachenforschung sind Urinanalysen sehr aufschlussreich.

24-Stunden-Sammelurin

Hier wird der gesamte Urin über 24 Stunden gesammelt und anschließend im Labor analysiert. Die Analyse zeigt die freie Cortisolausscheidung über den Tag hinweg, also wie viel Cortisol insgesamt produziert und ausgeschieden wurde. Ein erhöhter 24-Stunden-Wert weist darauf hin, dass insgesamt zu viel Cortisol gebildet wurde. Umgekehrt würde bei einer Nebennierenunterfunktion beziehungsweise gedämpften HPA-Achse die 24-Stunden-Cortisolausscheidung gering(er) ausfallen. Allerdings gilt, dass der 24-Stunden-Wert sehr grob und vor allem bei Cortisolüberschuss diagnostisch relevant ist. Zur feinen Diagnostik eines Cortisolmangels ist er weniger geeignet.

Über das freie Cortisol hinaus können im Sammelurin auch wichtige Cortisolmetabolite bestimmt werden, wie zum Beispiel *Tetrahydrocortisol* (THF), allo-THF und *Tetrahydrocortison* (THE). Diese Abbauprodukte geben Hinweise darauf, wie Cortisol im Körper verstoffwechselt wird. Veränderungen im Muster der Metaboliten können zum Beispiel auf Enzymdefekte oder -blockaden hindeuten, etwa eine veränderte Aktivität der 11ß-Hydroxysteroid-Dehydrogenasen, die Cortisol zu Cortison inaktivieren.

In der Praxis wird die 24-Stunden-Urinuntersuchung häufig bei Verdacht auf starke Über- oder Unterfunktionen genutzt, etwa zur Bestätigung eines Cushing-Syndroms (hier oft kombiniert mit dem Dexamethason-Hemmtest) oder bei begründetem Verdacht auf Morbus Addison als Teil der umfassenden Abklärung. Insgesamt liefert der 24-Stunden-Sammelurintest einen integrativen Messwert über den Tagesverlauf, der relativ robust ist gegenüber akuten Stressspitzen, da alle Ausscheidungen über den Tag gesammelt werden. Dadurch spiegelt er eher die Gesamtlast an Cortisol wider als momentane Peaks.

DUTCH-Test

Der DUTCH-Test *(dried urine test for comprehensive hormones)* ist ein Trocken-Urintest, der die Vorteile von Speichel- und Urinanalysen kombiniert. Dabei uriniert man zu definierten Tageszeiten auf spezielle Filterpapiere, die danach getrocknet ins Labor geschickt werden. Der DUTCH-Test bietet ein extrem umfassendes Hormonprofil: Er misst freies Cortisol und Cortison zu mehreren Zeitpunkten am Tag (ähnlich einem Tagesprofil, inklusive Aufwachreaktion) und erfasst zugleich die metabolisierten Cortisolprodukte. So erhält man sowohl den Verlauf der freien Cortisolkurve als auch einen Einblick in Abbaugeschwindigkeit und mögliche Enzymblockaden. Darüber hinaus werden im gleichen Test weitere Steroidhormone analysiert, zum Beispiel das Hormon Dehydroepiandrosteron (DHEA), die wichtigsten Östrogene und Progesteron, Testosteron und dessen Metaboliten. Viele DUTCH-Profile beinhalten auch Marker wie Melatonin, Neurotransmitter-Abbauprodukte (zum Beispiel von Dopamin und Noradrenalin) sowie Vitamin-B6- oder B12-Metaboliten und oxidative Stressmarker. Diese Fülle an Daten liefert ein ganzheitliches Bild der Hormon- und Stressachse im Körper.

Praktisch gesehen erlaubt der DUTCH-Test beispielsweise festzustellen, ob eine Person genügend Cortisol herstellt, aber vielleicht zu schnell abbaut, oder umgekehrt. So werden oft Fälle erkannt, in denen das freie Cortisol niedrig erscheint (etwa in Speichel oder Blut), aber die Metaboliten hoch sind, was auf eine beschleunigte Cortisol-Clearance hindeutet. Bei solchen Menschen wird bei isolierter Betrachtung des Speichelcortisols fälschlich ein »Cortisolmangel« diagnostiziert, obwohl die Nebennieren massiv produzieren, das Cortisol aber nur ungewöhnlich rasch verstoffwechselt und ausgeschieden wird. Umgekehrt sieht man bei verlangsamtem Stoffwechsel (zum Beispiel bei Hypothyreose) oft erhöhte freie Cortisolwerte bei relativ niedrigen Metaboliten, da das Hormon länger im Körper zirkuliert.

Kurzum: Der DUTCH-Test zeigt, wie viel Cortisol produziert und wie schnell es abgebaut wird. Zusätzlich offenbart er Verschiebungen im gesamten Hormonsystem, etwa Östrogendominanz, Androgenmangel oder Melatoninprobleme, die bei chronischem Stress oder Erschöpfung häufig mitbeteiligt sind. Die praktische Durchführung ist patientenfreundlich und durch die Kombination aus Tageskurve und umfassendem Metabolitenscreening gilt der DUTCH-Test als eine der umfangreichsten Hormondiagnostiken, speziell in der integrativen und funktionellen Medizin.

INFO

Der **DUTCH-Test** und **24-Stunden-Urin** liefern wichtige Zusatzinformationen, wenn es um die Ursachensuche bei Cortisoldisbalancen geht. Besonders bei chronischer Erschöpfung, Verdacht auf Burn-out oder komplexen Beschwerden lohnt sich ein genauerer Blick auf die Verstoffwechslung und nicht nur auf die Menge des Cortisols.

Weitere Laborwerte

Die alleinige Betrachtung des Cortisolspiegels greift oft zu kurz. Um ein umfassendes Bild der Stressbelastung und hormonellen Regulation zu erhalten, lohnt es sich, begleitende Laborwerte zu bestimmen. Diese geben Hinweise auf systemische Zusammenhänge, Kompensationsmechanismen und verborgene Schwachstellen im Körper.

DHEA BEZIEHUNGSWEISE DHEA-SULFAT

DHEA (Dehydroepiandrosteron) ist ein in der Nebennierenrinde gebildetes Steroidhormon und Vorläufer der Sexualhormone. Es wirkt als Gegenspieler von Cortisol und hat immunstimulierende, antiglukokortikoide sowie neuroprotektive Effekte. DHEA fördert unter anderem Muskelaufbau, hemmt Entzündungen und verbessert Stimmung und Motivation.

Im Labor wird die sulfatierte Form von DHEA, das DHEA-S, bestimmt, da dieses eine längere Halbwertszeit aufweist und mit den DHEA-Spiegeln korreliert. DHEA(-S) wird als Marker für Stressresilienz und biologisches Alter betrachtet: Im jungen Erwachsenenalter sind die Spiegel am höchsten und sinken ab circa 25 bis 30 Jahren stetig (um circa 2 Prozent pro Jahr). Hohe Cortisolspiegel über längere Zeit gehen oft mit relativ niedrigem DHEA einher (erhöhtes Cortisol/DHEA-Verhältnis), was als Zeichen für chronischen Stress und Alterung gilt.

Akuter Stress kann DHEA(-S) vorübergehend ansteigen lassen. Bei chronischem Stress oder Burn-out werden jedoch oft erniedrigte DHEA-Spiegel beobachtet. Ein hohes DHEA hingegen gilt als protektiv und ist mit besserer subjektiver Gesundheit, guter kognitiver Leistung und geringerer Burn-out-Neigung assoziiert. DHEA-S hat eine längere Halbwertszeit und geringe zirkadiane Schwankung, daher wird es labordiagnostisch bevorzugt. Im Serum ist DHEA-S stark alters- und geschlechtsabhängig. Bei jungen Erwachsenen liegen die Morgenwerte zum Beispiel im Bereich circa 80 bis 400 µg/dl, im höheren Alter deutlich darunter. Wichtig ist der DHEA/Cortisol-Quotient: Ein hoher Quotient (durch niedriges DHEA relativ zu Cortisol) gilt als Hinweis auf Dauerstress und Alterungsprozesse.

DHEA-S sollte morgens nüchtern bestimmt werden (zusammen mit Cortisol), da beide durch ACTH gesteuert werden. Empfohlen ist die Messung zum

Beispiel bei der Abklärung von chronischer Erschöpfung, Burn-out, Libido- und Antriebsverlust oder Verdacht auf Nebennierenrindeninsuffizienz.

ACTH

ACTH (adrenocorticotropes Hormon) wird in der Hypophyse gebildet und steuert als zentrales Regelgrößen-Hormon der HPA-Achse die Cortisolproduktion in der Nebennierenrinde. Es unterliegt einem zirkadianen Rhythmus (höchste Werte frühmorgens, niedrig abends) und stimuliert neben Cortisol auch die Nebennieren-Androgene (DHEA) und geringfügig die Aldosteronproduktion.

Die simultane Messung von ACTH und Cortisol erlaubt die Differenzierung zwischen einer zentralen (in der Hypophyse oder im Hypothalamus liegenden) und einer peripheren (in den Nebennieren liegenden) Störung der Cortisolregulation. Daher wird ACTH bei Verdacht auf Hypo- oder Hyperkortisolismus immer zusammen mit Cortisol bestimmt. Die Blutentnahme sollte idealerweise morgens nüchtern zwischen 7 und 9 Uhr erfolgen.

ZUCKERSTOFFWECHSEL: NÜCHTERNINSULIN, NÜCHTERNBLUTZUCKER, HBA1C, HOMA-INDEX

Chronischer Stress und Cortisoldysregulation beeinflussen den Glukose-Insulin-Stoffwechsel erheblich. Cortisol erhöht den Blutzucker durch Glukoneogenese und induziert Insulinresistenz in peripheren Geweben. Dauerstress kann somit zu einem diabetogenen Stoffwechselprofil beitragen. Daher sind unter psychischem oder physischem Stress oft erhöhte Blutzuckerwerte messbar. Bei chronischem Stress kann der Nüchternblutzucker im oberen Normbereich oder darüber liegen, häufig zeigt sich auch eine gestörte Glukosetoleranz.

Nüchterninsulin liegt typischerweise bei 2 bis 25 Mikro-Einheiten pro Milliliter (µU/ml). Chronischer Stress kann zu einer Hyperinsulinämie, also sehr hohen Insulinwerten, führen, da die durch Cortisol induzierte Insulinresistenz die Bauchspeicheldrüse zu Mehrproduktion von Insulin zwingt. Anfangs ist Insulin erhöht (Kompensation), bei Erschöpfung der insulinproduzierenden ß-Zellen in der Bauchspeicheldrüse kann es in späten Stadien aber auch zu einem Abfall der Insulinproduktion kommen. Labordiagnostisch deutet ein erhöhtes Nüchterninsulin (zusammen mit hochnormaler Glukose) auf eine beginnende Insulinresistenz hin. Die Blutentnahme sollte nüchtern am Morgen erfolgen.

Auch der Langzeitblutzuckerwert (HbA1c) ist ein sinnvoller Zusatzparameter im Rahmen der Betrachtung des Cortisolhaushalts. Chronischer Stress allein erhöht das HbA1c meist moderat, kann aber bei anhaltend erhöhtem Blutzucker zu Werten im Prädiabetes-Bereich (5,7 bis 6,4 Prozent) führen.

Ein weiterer wichtiger Parameter zur Einschätzung einer Insulinresistenz ist der sogenannte HOMA-Index (HOMA-IR). Bei chronischem Stress und metabolischem Syndrom ist der HOMA-Index oft erhöht. Die Voraussetzung für die Aussagekraft ist aber eine korrekte Nüchternblutentnahme (12 Stunden Nahrungskarenz, morgens). Erhöhte HOMA-Werte gelten als Frühwarnzeichen für Typ-2-Diabetes und werden im Kontext von Stress als Ausdruck der gestörten Insulinwirkung gesehen (auch begünstigt durch stressbedingte Zunahme von Bauchfett und proinflammatorischen Zytokinen).

Chronischer Stress führt also zu einer Art funktionellem metabolischem Syndrom, also der Kombination aus Übergewicht, gestörtem Glukose- und Fettstoffwechsel und hohem Blutdruck. Das Zusammenspiel aus Insulinresistenz und erhöhtem Blutzucker bewirkt einen zellulären Energiemangel trotz ausreichender Glukoseversorgung. Dieser Zustand trägt wiederum zu Müdigkeit und Konzentrationsstörungen bei. Hohe Cortisol- und Adrenalinpegel treiben den Blutzucker hoch, Insulin wirkt schlechter und die Zellen »hungern«, während der Zucker im Blut bleibt. Im Labor sind dann bei Patientinnen und Patienten mit chronischem Stress oftmals leicht erhöhte Nüchternglukose, Hyperinsulinämie und Auffälligkeiten in den Blutfettwerten (erhöhtes LDL, erhöhte Triglyzeride, niedriges HDL) zu sehen. Langfristig steigt auch das Risiko für Diabetes Typ 2 erheblich an.

SCHILDDRÜSENWERTE

Die Schilddrüsenhormone stehen in enger Wechselwirkung mit der Nebennierenfunktion. Ein Cortisolüberschuss oder -mangel kann die Schilddrüsenregulation beeinflussen, daher sollten unbedingt auch die Schilddrüsenwerte im Rahmen einer ganzheitlichen Diagnostik betrachtet werden.

Hohe Cortisolspiegel unterdrücken die Ausschüttung des Thyreoidea stimulierenden Hormons (TSH) im Hypophysenvorderlappen. TSH regt die Schilddrüse an, ihre Hormone freies T3 (fT3), freies T4 (fT4) und reverses T3 (rT3) zu produzieren und freizusetzen. Anhaltender Stress führt daher oft zu niedrigernormalen oder erniedrigten TSH-Werten, was eine reduzierte Stimulation der

Schilddrüse bedeutet. Dieser Effekt kann eine sogenannte funktionelle Hypothyreose maskieren, bei der Patientinnen und Patienten trotz niedrigem TSH typische Symptome einer Schilddrüsenunterfunktion zeigen (eigentlich ist das TSH bei einer Schilddrüsenunterfunktion erhöht). Umgekehrt kann ein chronischer Cortisolmangel zu erhöhtem TSH führen, da die negative Hemmung fehlt. Allerdings zeigen sich im Rahmen eines Cortisolmangels oft auch normale bis niedrige TSH-Werte bei gegebenenfalls auch gleichzeitig niedrigen Schilddrüsenhormonwerten, da der Körper auf die »Stoffwechselbremse« tritt, um sich vor noch mehr Stress in Form von Stoffwechsel bei sowieso schon geringer Stressreserve zu schützen.

Stress reduziert außerdem die Umwandlung von T4 zu T3 durch Hemmung der Dejodase-Enzyme. Folglich zeigen gestresste Personen oft ein normales T4 bei relativ erniedrigtem fT3. Gleichzeitig fördert Cortisol die Bildung von Reverse-T3 (rT3), einem inaktiven Isomer des fT3. Dieses rT3 blockiert zusätzlich die T3-Rezeptoren, sodass es zu einem funktionellen T3-Mangel auf Gewebeebene trotz oft unauffälligem TSH kommt. Symptome können einer Schilddrüsenunterfunktion ähneln (Müdigkeit, Kälteempfinden, Gewichtszunahme), obwohl die Schilddrüse organisch gesund ist. Man spricht hier auch vom Low-T3-Syndrom oder einer stressinduzierten Umwandlungsstörung. Bei chronischem Stress wird fT3 tendenziell abfallen, während fT4 normal bleibt oder leicht steigt (fehlende Verwertung).

Zusammengefasst lässt sich sagen, dass chronischer Stress die Schilddrüsenachse hemmt. Das kann trotz normalen Laborwerten zu Symptomen einer Schilddrüsenunterfunktion führen. Ebenso kann hoher Stress eine latente Schilddrüsenunterfunktion verschlechtern. Zudem erhöhen proinflammatorische Zytokine (bei Stress oft erhöht) die *thyroid resistance* auf Rezeptorebene, was die Wirkung der Schilddrüsenhormone in den Zellen dämpft.

Bei unspezifischer Müdigkeit, Antriebslosigkeit oder Gewichtsschwankungen unter Stress sollte man immer auch die Schilddrüsenwerte überprüfen. Wichtig ist eine vollständige Bestimmung (nicht nur TSH, sondern auch fT3, fT4; idealerweise rT3), um Konversionsstörungen aufzudecken. Die Blutentnahme sollte morgens nüchtern erfolgen. Akut schwer kranke oder gestresste Patienten können vorübergehend veränderte Werte haben *(euthyroid sick syndrome)*, daher ist es sinnvoll, im Zweifelsfall eine Verlaufskontrolle in erholtem Zustand durchzuführen.

Differenzialdiagnostisch muss eine echte Schilddrüsenunterfunktion von einer stressbedingten Dysregulation unterschieden werden. Eine Messung von rT3 und eventuell TPO/Tg-Antikörpern hilft zudem, eine Autoimmunthyreoiditis auszuschließen, wenn unter Stress ungewöhnliche Schilddrüsenwerte vorliegen.

INFO

Bei einer **Autoimmunthyreoiditis** greift das Immunsystem des Körpers fälschlich das Gewebe der Schilddrüse an, was zu einer Fehlfunktion führt. Hinweise darauf finden sich im Blut: TPO-Antikörper (Antikörper gegen Schilddrüsenperoxidase) und Tg-Antikörper (Antithyreoglobulin). Thyreoglobulin ist wichtig für die Bildung von Schilddrüsenhormonen.

ENTZÜNDUNGSMARKER (HSCRP, IL-6, TNF-α)

Lang anhaltender Stress kann zu chronischen niedriggradigen Entzündungen führen. Ursache ist unter anderem eine durch Stress veränderte Immunregulation. Der Nachweis dieser Entzündungen erfolgt labordiagnostisch mithilfe verschiedener Parameter.

Mit dem hochsensitiven CRP (C-reaktives Protein) lassen sich subklinische Entzündungen im Bereich von 1 bis 10 mg/l nachweisen (klassisches CRP normal unter 5 mg/l). Chronischer Stress ist mit leicht erhöhtem hsCRP assoziiert, oft im Bereich 1 bis 3 mg/l. In Studien zeigten erschöpfte, ausgebrannte Patientinnen und Patienten signifikant höhere Entzündungsmarker, inklusive CRP.[38, 39] Ein persistierendes hsCRP unter 3 mg/l (ohne akute Infektion) gilt als Hinweis auf stille Entzündungen.

Bei chronischem Stress finden sich oft auch leicht erhöhte IL-6-Spiegel im Blut. IL-6 wird auch vom Fettgewebe sekretiert (Verbindung zu vermehrtem Bauchfett bei Stress). Erhöhtes IL-6 (weniger als 5 bis 10 pg/ml) ohne Infektzeichen stützt die These einer stillen Entzündung.

Ein weiteres proinflammatorisches Zytokin ist TNF-α (siehe Seite 37). Dieses steigt bei chronischem Stress häufig an und trägt zu Insulinresistenz und Gefäßschäden bei. Zusammen mit IL-6 bildet TNF-α eine proinflammatorische Umgebung, die unter anderem depressive Symptome fördert. Stille Entzündungen durch Stress zeigen sich oft in moderat erhöhtem TNF-α. Allerdings ist

TNF-α aufgrund seiner stoßartigen Ausschüttung und kurzen Halbwertszeit schwankungsanfällig. Mehrfache Messungen oder die kombinierte Betrachtung mit IL-6 und CRP erhöhen daher die Aussagekraft.

Chronischer Stress entfacht also ein niedriggradiges Entzündungsniveau, was durch diese Marker sichtbar wird. Andauernder Stress bewirkt eine relative Cortisolresistenz der Immunzellen, sodass die eigentlich antientzündliche Wirkung verloren geht. Die Zytokinfreisetzung (IL-1, IL-6, TNF-α) wird weniger gebremst. Die Entzündungsmediatoren wiederum aktivieren die HPA-Achse zusätzlich. Somit können Stress und Entzündung sich gegenseitig aufrechterhalten.

BLUTFETTWERTE

Ein oft übersehener, aber äußerst aufschlussreicher Begleitparameter bei chronischem Stress und Cortisoldysregulation ist das Lipidprofil, das heißt die Werte von verschiedenen Blutfetten wie LDL *(low density lipoprotein)*, HDL *(high density lipoprotein)*, der Triglyzeride und des Gesamtcholesterins. Die Verbindung zwischen dem Cortisolhaushalt und dem Fettstoffwechsel ist biochemisch gut nachvollziehbar: Cortisol beeinflusst zahlreiche Stoffwechselwege, darunter auch die Lipolyse (den Abbau von Fettstoffen), die Cholesterinsynthese und die Lipidverteilung im Blut.

Insbesondere bei einem längerfristig erhöhten Cortisolspiegel kommt es zu einer Mobilisierung von Fettsäuren aus dem Fettgewebe. Gleichzeitig wird in der Leber die Synthese von Cholesterin und Triglyzeriden angeregt. Diese Prozesse führen häufig zu erhöhten Triglyzeridwerten sowie einem Anstieg des LDL-Cholesterins, während das »gute« HDL-Cholesterin oft absinkt. Das typische Stress-Lipidprofil besteht also aus einem erhöhten LDL, erhöhten Triglyzeriden und erniedrigtem HDL – ein Muster, das das Risiko für Gefäßverkalkungen begünstigen kann.

Spannend ist zudem die Beobachtung, dass ein funktioneller Cortisolmangel ebenfalls mit auffälligen Blutfettwerten einhergehen kann, allerdings aus einem anderen Grund: Cortisol ist ein Steroidhormon, das aus Cholesterin synthetisiert wird. Wird in der Nebennierenrinde jedoch zu wenig Cortisol produziert, kommt es zu einem Rückstau des »Rohmaterials«. Das bedeutet, dass Cholesterin nicht wie gewohnt zu Steroidhormonen weiterverarbeitet wird, insbesondere nicht zu Cortisol, DHEA, Aldosteron oder Sexualhormonen. In der

Folge kann sich LDL-Cholesterin im Blut anreichern, obwohl die Ernährung oder Lebensweise dies nicht zwingend erklären würde. Diese Konstellation ist besonders dann auffällig, wenn gleichzeitig niedrige Cortisol- oder DHEA-Spiegel vorliegen.

Daher sollte ein auffälliges Lipidprofil – insbesondere bei jungen, schlanken oder scheinbar gesunden Menschen ohne klassische Risikofaktoren – auch Anlass geben, auch die Stressachse (HPA-Achse) und Nebennierenfunktion zu untersuchen. Ein erhöhter LDL-Wert kann in diesen Fällen weniger Ausdruck von »schlechter Ernährung« sein, sondern vielmehr ein Zeichen für eine hormonelle Blockade in der Steroidhormonsynthese.

NEUROTRANSMITTER UND STRESSMARKER

Stress wirkt sich nicht nur auf das Hormonsystem aus, sondern auch auf die Neurotransmitter des zentralen und autonomen (vegetativen) Nervensystems. Diese chemischen Botenstoffe regulieren unter anderem Stimmung, Antrieb, Schlaf, Konzentration und vegetative Funktionen – und reagieren hochsensibel auf anhaltende Belastung. Labordiagnostisch lassen sich Neurotransmitter über das Blutplasma, Vollblut oder den 24-Stunden-Urin erfassen. Zwar sind diese Messungen nicht Teil der Routinediagnostik, können jedoch in speziellen Fällen wichtige Hinweise auf eine neurobiochemische Disbalance liefern, insbesondere bei ausgeprägten Symptomen wie Reizbarkeit, Schlafstörungen, Antriebslosigkeit, Panikattacken oder chronischer Erschöpfung.

Im Fokus stehen dabei vor allem die Katecholamine Adrenalin und Noradrenalin, der »Belohnungsneurotransmitter« Dopamin sowie der »Wohlfühlneurotransmitter« Serotonin. Adrenalin und Noradrenalin, beide im Nebennierenmark und sympathischen Nervensystem gebildet, vermitteln die klassische Stressantwort: Herzschlag, Blutdruck, Atmung und Glukoseverfügbarkeit werden erhöht. Während akuter Stress diese Werte oft ansteigen lässt, kann es bei chronischer Belastung zu einer Erschöpfung der Katecholaminspeicher kommen. Die Folge sind dann erniedrigte Noradrenalinspiegel, was Aufmerksamkeits- und Konzentrationsstörungen oder Kreislaufschwäche begünstigt. Umgekehrt können dauerhaft erhöhte Noradrenalinwerte ein Hinweis auf Daueraktivierung sein, verbunden mit Schlafstörungen, innerer Unruhe oder Bluthochdruck.

Auch Dopamin spielt eine zentrale Rolle in der Stressphysiologie. Im zentralen Nervensystem ist es essenziell für Motivation, Belohnung und kognitive Leistungsfähigkeit. Unter chronischem Stress, insbesondere bei dauerhaft erhöhtem Cortisol, kann die Dopaminsynthese gehemmt werden. Die Folgen sind Antriebsmangel und depressive Verstimmungen.

Serotonin wiederum ist eng mit emotionalem Gleichgewicht, Schlafrhythmus und innerer Ruhe verbunden. Kurzfristig kann Stress Serotonin als Gegenregulation erhöhen. Doch langfristig sinkt die Serotoninproduktion, auch über die entzündlich vermittelte Umleitung des Tryptophanstoffwechsels. Tryptophan ist Ausgangsprodukt für die Produktion von Serotonin. Es zeigen sich dann Symptome wie Angst, depressive Verstimmung oder Einschlafstörungen. Zu beachten ist, dass der größte Teil des körpereigenen Serotonins außerhalb des Gehirns zirkuliert (zum Beispiel in Thrombozyten oder im Darm), sodass sich aus einem peripheren Mangel nicht direkt auf zentrale Spiegel schließen lässt, dennoch können sehr niedrige Werte einen Hinweis auf eine Erschöpfung des Systems liefern.

In spezialisierten Diagnostikzentren wird oft ein sogenanntes Neurostress-Profil erstellt – eine kombinierte Bestimmung von Katecholaminen, Dopamin, Serotonin und gegebenenfalls GABA, Glutamat oder Tryptophan. Dies erlaubt eine feinere Einordnung, insbesondere im Kontext von Burn-out, chronischem Stress oder Depressionen. Die Interpretation dieser Werte erfordert jedoch Erfahrung und muss immer im Kontext von eingenommenen Medikamenten (zum Beispiel Antidepressiva, Betablocker), Lebensstil und Begleiterkrankungen erfolgen.

Zusammenfassend zeigt sich: Ein dauerhaft gestresster Organismus ist oft nicht nur hormonell, sondern auch neurochemisch aus dem Gleichgewicht geraten. Eine gezielte Diagnostik der Neurotransmitter kann helfen, die Ursachen von Erschöpfung, Antriebsverlust oder Schlaflosigkeit besser zu verstehen und gezielter zu behandeln.

MIKRONÄHRSTOFFE

Chronischer Stress verändert nicht nur hormonelle und neurobiochemische Regelkreise, sondern auch der Mikronährstoffhaushalt gerät dabei zunehmend aus dem Gleichgewicht. Viele essenzielle Vitamine, Mineralstoffe und Spurenelemente werden in stressreichen Phasen vermehrt verbraucht oder gehen über Schweiß, Urin oder den Leberstoffwechsel verloren. Eine gezielte Analyse der Konzentrationen dieser Mikronährstoffe im Blut liefert wichtige Hinweise auf systemische Schwächen, die bei Erschöpfung, Reizbarkeit oder Konzentrationsstörungen häufig übersehen werden.

Besonders bedeutsam ist Magnesium. Es ist an über 300 enzymatischen Reaktionen beteiligt, darunter viele im Nerven- und Energiestoffwechsel. Unter Stress wird Magnesium nicht nur vermehrt ausgeschieden, sondern auch intrazellulär verbraucht. Ein Teufelskreis, denn ein Magnesiummangel erhöht wiederum die Stressanfälligkeit. Typische Folgen sind Muskelverspannungen, Schlafstörungen und innere Unruhe. Da das Serum-Magnesium nicht immer zuverlässig auf zelluläre Speicher hinweist, empfiehlt sich die Messung im Vollblut oder in Erythrozyten.

Auch Zink spielt eine zentrale Rolle in der Stressregulation. Als Co-Faktor für Hunderte Enzyme und als Schlüsselfaktor im Immunsystem beeinflusst es sowohl die HPA-Achse als auch die Neurotransmittersynthese. Bei anhaltendem Stress wird Zink vermehrt über Speichel, Urin und Schweiß ausgeschieden. Gleichzeitig führt die Ausschüttung entzündlicher Zytokine wie IL-6 zu einer Umverteilung in die Leber (Akutphasenreaktion), sodass der Zinkspiegel im Blut sinkt. Die Folgen sind Anfälligkeit für Infekte, Wundheilungsstörungen, Geschmacksstörungen und eine verschlechterte Stressantwort.

Vitamin C ist eines der am meisten unterschätzten Stressvitamine. Die höchste Konzentration an Vitamin C im Körper findet sich in der Nebenniere. Als Antioxidans schützt es die Zellen vor oxidativem Stress und ist zudem Co-Faktor bei der Synthese von Noradrenalin. Menschen sind – im Gegensatz zu vielen Tieren – nicht in der Lage, Vitamin C selbst zu synthetisieren. In Stressphasen sinken die Spiegel deutlich, was die Cortisolausschüttung weiter antreibt. Ein Mangel an Vitamin C kann zu Infektneigung, schneller Erschöpfbarkeit und erhöhter oxidativer Belastung führen.

Zu den klassischen »Anti-Stress-Vitaminen« zählt auch die Pantothensäure (Vitamin B5). Als Bestandteil von Coenzym A ist es direkt an der Cortisol- und Steroidbiosynthese beteiligt. Unter anhaltendem Stress steigt der Bedarf exponentiell an, da nicht nur die Nebennieren, sondern auch das Nervensystem stark beansprucht werden. Suboptimale B5-Spiegel äußern sich in Antriebslosigkeit, Reizbarkeit, Schlafstörungen oder Kopfschmerzen.

Auch Vitamin B6 (Pyridoxin) wird im Stressstoffwechsel stark beansprucht. Es wirkt als Co-Faktor bei der Synthese zahlreicher Neurotransmitter – darunter Serotonin, Dopamin und GABA – und beeinflusst damit direkt Stimmung und Schlaf. Gleichzeitig wird es im entzündungsbedingten Tryptophan-Kynurenin-Stoffwechsel vermehrt verbraucht. Ein Mangel kann zu Neuropathien, Nervosität und depressiver Verstimmung führen. Besonders in stressreichen Phasen sollte Vitamin B6 als möglicher Engpassfaktor bedacht werden.

Vitamin B12 (Cobalamin) wiederum ist essenziell für die Myelinisierung (Ummantelung) der Nerven, die DNA-Synthese und die Bildung roter Blutkörperchen. Da Vitamin B12 aus der Nahrung im Magen durch Vermittlung des sogenannten *intrinsic factor* aufgenommen wird, kann Stress indirekt über eine verminderte Magenfunktion (Gastritis, reduzierter *intrinsic factor*) zu einem Absinken des Vitamin-B12-Spiegels beitragen. Auch erhöhter Nitrostress, wie er bei chronischer Entzündung häufig ist, verbraucht Vitamin B12.

INFO

Neuropathien sind Erkrankungen oder Schädigungen der Nerven, die außerhalb von Gehirn und Rückenmark im Körper verlaufen. Die Erkrankungen können zu Kribbeln, Taubheitsgefühlen, Schmerzen oder Muskelschwäche führen.

Nitrostress entsteht, wenn im Körper zu viele Stickstoff- und Sauerstoffradikale gebildet werden. Diese aggressiven Moleküle können Zellen, Mitochondrien und Enzyme schädigen und so chronische Entzündungen, Erschöpfung und neurologische Beschwerden fördern.

Ein funktioneller Vitamin-B12-Mangel kann sich in Form von Erschöpfung, kognitiver Verlangsamung und neurologischen Symptomen zeigen. Als funktioneller Marker für die B-Vitamine kann noch Homocystein hinzugezogen werden (erhöht bei Vitamin-B6-, -B9- oder -B12-Mangel).

Nicht zuletzt lohnt sich ein Blick auf die Elektrolyte, insbesondere Natrium und Kalium. Diese spiegeln die mineralokortikoide Achse der Nebennieren wider. Bei starker ACTH-Stimulation kann es zu einem leichten Anstieg von Natrium und Abfall von Kalium kommen, während bei Nebenniereninsuffizienz (zum Beispiel Morbus Addison) typische Konstellationen wie Hyponatriämie und Hyperkaliämie auftreten. Auch ohne klinischen Morbus Addison berichten chronisch gestresste Patienten von Salzhunger, niedrigem Blutdruck oder Neigung zu Schwindel – dies alles sind mögliche Zeichen einer relativen Aldosterondysregulation.

INFO

Elektrolytstörungen entstehen, wenn wichtige Mineralstoffe wie Natrium, Kalium, Magnesium oder Kalzium im Blut nicht im Gleichgewicht sind. Das kann Herz, Nerven und Muskeln stark beeinflussen.

Zusammenfassend können Mikronährstoff- und Elektrolytbestimmungen bei Cortisoldysregulation wertvolle Zusatzinformationen liefern. Insbesondere Magnesium, Zink, Vitamin C und Pantothensäure gelten als Schlüsselfaktoren für eine gesunde Stressachse. Eine labordiagnostische Untersuchung dieser Parameter ist angezeigt, wenn klinische Anhaltspunkte für Defizite bestehen (zum Beispiel Krämpfe bei Magnesiummangel, Infektneigung bei Zink-oder Vitamin-C-Mangel, neurologische Symptome bei B-Vitamin-Mangel). Die Ergebnisse sollten immer im Gesamtkontext gesehen werden, zum Beispiel um zu klären, ob ein erniedrigtes Magnesium wirklich auf Stress zurückzuführen ist oder auf andere Ursachen (wie Diätfehler). Oftmals werden sie in Kombination mit Stresshormonprofilen erhoben, um ein ganzheitliches Bild zu erhalten.

FAZIT

Eine Cortisoldysregulation spiegelt sich in vielfältigen Laborwert-Veränderungen wider. DHEA-S als Cortisol-Gegenspieler und ACTH als Steuerhormon der HPA-Achse sind Schlüsselmessgrößen. Veränderungen im Glukose-Insulin-Haushalt verdeutlichen die metabolischen Folgen von Stress bis hin zum Burnout. Schilddrüsenparameter können auf eine durch Stress gedrosselte periphere Schilddrüsenaktivität hinweisen, selbst bei normalem TSH. Entzündungsmarker erfassen die stille, chronische Entzündung, die Stress im Körper auslösen kann. Neurotransmitter-Analysen geben Aufschluss über die neurobiochemische Last und helfen zu verstehen, warum Stress zu Depression, Antriebslosigkeit oder Schlafproblemen führen kann. Schließlich sind Mikronährstoffe und Elektrolyte essenziell: Stress erhöht den Bedarf an Magnesium, Zink, Vitamin C und B-Vitaminen beträchtlich, und ein Mangel verschlimmert Müdigkeit, Immunschwäche und Nervosität.

In der Praxis ist es oft sinnvoll, bei Patientinnen und Patienten mit Verdacht auf Cortisoldysregulation ein umfassendes Laborprofil zu erheben, das neben Cortisol und ACTH auch DHEA-S, metabolische Marker, Schilddrüsenwerte, Entzündungsparameter sowie ausgewählte Nährstoffe umfasst. Wichtig sind standardisierte Abnahmebedingungen (meist morgens nüchtern) und die Berücksichtigung von Störfaktoren (Medikamente, akute Infekte, Schlafmangel et cetera). Die kombinierte Interpretation dieser Laborwerte erlaubt es, zwischen primären endokrinen Störungen und stressbedingten Störungen zu unterscheiden und eine gezielte Therapie einzuleiten – sei es Substitution fehlender Nährstoffe, Behandlung einer Schilddrüsendysfunktion oder Maßnahmen zur Stressreduktion, um die HPA-Achse wieder ins Gleichgewicht zu bringen.

Körperliche Hinweise

Neben Laborwerten und subjektiven Symptomen liefern körperliche Beobachtungen wichtige Hinweise auf eine mögliche Cortisoldysregulation. Der Körper sendet viele kleine Signale, noch bevor Laborwerte außerhalb der Norm liegen oder sich manifeste Symptome zeigen. Wer sie zu deuten lernt, erhält wertvolle Informationen über das innere Gleichgewicht.

BLUTDRUCKVERHALTEN

Insbesondere ein zu niedriger Blutdruck am Morgen oder beim schnellen Aufstehen (sogenannte orthostatische Hypotonie) kann auf einen niedrigen Cortisolspiegel hinweisen. Cortisol erfüllt eine wichtige Rolle bei der Regulation des Gefäßtonus und des Elektrolythaushalts, was wiederum den Blutdruck beeinflusst. Cortisol erhöht auch die Empfindlichkeit der Gefäße auf Adrenalin sowie Noradrenalin und fördert die Retention von Natrium und Wasser in der Niere – beides essenziell, um den Blutdruck stabil zu halten. Fehlt Cortisol, kommt es zu einem verminderten Blutvolumen und einer verringerten Gefäßspannung. Folglich sinkt der Blutdruck insbesondere beim Übergang vom Liegen zum Stehen ab. Betroffene berichten dann über Schwindel, Schwäche, Herzklopfen, schwarze Punkte vor den Augen oder sogar eine kurze Ohnmacht beim Aufrichten.

In Studien wurde gezeigt, dass nahezu alle Patientinnen und Patienten mit unbehandeltem primären Aldosteron- und Cortisolmangel – wie bei Morbus Addison – einen deutlich messbaren Blutdruckabfall beim Aufstehen zeigen.[40,41] Bei sekundären Formen eines Cortisolmangels (zum Beispiel durch eine dysregulierte HPA-Achse) ist der Aldosteronspiegel oft noch normal, der relative Cortisolmangel kann aber die Anpassungsfähigkeit des Kreislaufs beeinträchtigen, auch wenn diese etwas milder ausfällt.

Eine orthostatische Intoleranz (OI) – also die Unverträglichkeit längeren Stehens mit Symptomen wie Schwindel, Herzrasen oder Schwäche – ist häufig bei funktioneller HPA-Dysregulation und findet sich zum Beispiel bei myalgischer Enzephalomyelitis/*chronic fatigue syndrome* (ME/CFS) besonders häufig. Dabei entwickeln viele Betroffene beim Aufstehen entweder eine sogenannte *neurally mediated hypotension* (NMH) – also einen Blutdruckabfall durch fehlerhafte Kreislaufregulation – oder ein posturales orthostatisches Tachykardie-Syndrom (POTS), bei dem die Herzfrequenz im Stehen stark ansteigt. Diese Störungen werden auf eine Dysregulation des autonomen (vegetativen) Nervensystems zurückgeführt, oft ausgelöst durch eine gestörte Cortisol-Tagesrhythmik. Ein relativer Cortisolmangel kann den Sympathikotonus im Stehen überproportional erhöhen, was zu vegetativen Symptomen führt. In Kombination mit chronischer Erschöpfung und Schlafstörungen ist dies ein ernst zu nehmendes Warnsignal.

Der Blutdrucktest

Um diesen Zusammenhang im Alltag zu überprüfen, gibt es einen einfachen Selbsttest zur Einschätzung der Blutdruckregulation. Die Durchführung ist relativ unkompliziert, jedoch sollte man den Test unter möglichst standardisierten Bedingungen durchführen:

1. Achte zunächst darauf, gut hydriert zu sein. Ein ausreichender Wasserkonsum am Tag ist wichtig, um einen Flüssigkeitsmangel als alleinige Ursache für einen niedrigen oder »schlecht reagierenden« Blutdruck auszuschließen.

2. Lege dich anschließend für 10 Minuten ruhig hin, am besten entspannt und in einem ruhigen Umfeld.
3. Miss deinen Blutdruck im Liegen direkt nach dieser Ruhephase.
4. Stehe nun langsam auf und miss innerhalb der ersten Minute erneut deinen Blutdruck im Stehen.

Das Ergebnis wird wie folgt interpretiert:

Physiologischerweise sollte der systolische Blutdruck beim Aufstehen leicht ansteigen – typischerweise um 10 bis 20 mmHg (Millimeter Quecksilbersäule). Ein Abfall des Blutdrucks hingegen kann auf eine eingeschränkte Nebennierenaktivität, ein Ungleichgewicht im autonomen Nervensystem oder auch auf einen Salzmangel hinweisen, insbesondere wenn begleitend Symptome wie Schwindel, Flimmern vor den Augen oder allgemeine Schwäche auftreten.

Diesen Test kannst du ganz einfach und regelmäßig durchführen, zum Beispiel wöchentlich zur Verlaufskontrolle, und die Werte dokumentieren. In Kombination mit subjektiven Symptomen und Blutwerten liefert er wertvolle Hinweise auf das Regulationsverhalten der Stressachse und kann helfen, eine drohende Erschöpfung frühzeitig zu erkennen.

PUPILLENREAKTION

Die Reaktion der Pupillen auf Licht wird unbewusst durch unser autonomes (vegetatives) Nervensystem gesteuert. Auffälligkeiten dieser Pupillenreaktion können Hinweise auf hormonelle Dysregulationen liefern, insbesondere bei Störungen im Cortisolhaushalt.

Unter Helligkeit aktiviert der Parasympathikus den Schließmuskel der Iris, wodurch sich die Pupille verengt. Umgekehrt führt Dunkelheit oder Stress zur Erweiterung der Pupille. Diese wird hauptsächlich vom Sympathikus bewirkt, der den Irisöffner-Muskel aktiviert. Die Pupillenerweiterung ist Teil der »Kampf oder Flucht«-Reaktion: In Gefahrensituationen sorgen sympathische Signale (unter anderem über Adrenalin) dafür, dass mehr Licht ins Auge fällt und die Sicht verbessert wird.

Cortisol spielt hierbei eine indirekte, modulierende Rolle. Zum einen unterstützt Cortisol generell die Stressreaktionen des Körpers und hält Blutdruck sowie Kreislauf aufrecht, was auch die Nervenfunktionen beeinflusst. Zum anderen ist Cortisol essenziell für die Adrenalinproduktion im Nebennierenmark: In der Nebennierenrinde gebildetes Cortisol fließt in hoher Konzentration ins Mark und fördert dort das Enzym Phenylethanolamin-N-Methyltransferase (PNMT), welches zur Umwandlung von Noradrenalin zu Adrenalin benötigt wird. Fehlt Cortisol, kann folglich weniger Adrenalin synthetisiert werden. Studien zeigen beispielsweise, dass Patientinnen und Patienten mit Morbus Addison im Vergleich zu Gesunden deutlich reduzierte Adrenalinspiegel im Blut aufweisen.[42,43] Insgesamt arbeiten also Sympathikus, Parasympathikus, Adrenalin und Cortisol Hand in Hand bei der Regulierung der Pupillen und der Anpassung des Körpers an Stress oder Ruhe.

Eine dauerhaft gestörte Nebennierenfunktion kann sich durch subtile Zeichen am Auge bemerkbar machen. Eines der klassischen Anzeichen hier ist ein langsamer oder erschöpflicher Pupillenreflex. Typischerweise verengt sich die Pupille beim Lichteinfall zunächst ganz normal, kann diese Engstellung jedoch nicht aufrechterhalten. Trotz weiterhin anhaltendem Lichtreiz beginnt die Pupille nach kurzer Zeit (oft innerhalb von circa 30 Sekunden) wieder zu flackern oder sich allmählich zu erweitern. Die anfänglich schnelle Verengungsreaktion ist träge und nicht nachhaltig – der Irismuskel scheint zu »ermüden«. Mitunter beschreibt man auch eine verzögerte oder verlangsamte Lichtreaktion (die Pupille reagiert nur langsam auf das Licht) im Rahmen der Addison-Erkrankung.

Der zugrunde liegende Mechanismus ist komplex und nicht vollständig aufgeklärt, doch es gibt plausible Theorien. Bei Morbus Addison fehlen die Hormone der Nebennierenrinde – neben Cortisol auch Aldosteron, das für den Salz- und Wasserhaushalt verantwortlich ist. Durch den Aldosteronmangel kommt es zum Verlust von Natrium und Wasser sowie zur Retention von Kalium im Körper. Diese Elektrolytverschiebung beeinflusst die Erregbarkeit von Nerven und Muskeln. Insbesondere scheinen die parasympathischen Nerven und die Irismuskulatur in Mitleidenschaft gezogen zu werden. Der Irisschließmuskel ermüdet schnell, weil ihm durch die gestörte Mineralstoffbalance die Kraft fehlt, dauerhaft kontrahiert zu bleiben. Zusätzlich trägt der Mangel an Adrenalin und Cortisol dazu bei, dass die Sympathikus-Parasympathikus-Balance verschoben ist; der Körper kann die Pupillenreaktion nicht mehr normal modulieren.

Pupillenreaktionstest zu Hause

Der Pupillenreflex kann mit einfachen Mitteln auch zu Hause beobachtet werden. Dieser Selbsttest ersetzt keine ärztliche Diagnostik, kann aber interessante Hinweise liefern.

1. **Abdunkeln:** Begib dich in einen dunklen Raum oder dimme das Licht im Raum stark. Warte etwa 1 bis 2 Minuten, damit sich deine Augen an die Dunkelheit anpassen. Die Pupillen sollten sich in der Dunkelheit maximal weiten.
2. **Vorbereiten:** Stelle dich vor einen Spiegel (alternativ kann eine zweite Person deine Augen beobachten). Halte eine Taschenlampe oder ähnliche Lichtquelle bereit.
3. **Belichtung:** Leuchte nun von der Seite in ein Auge. Wichtig: Richte den Lichtstrahl nicht frontal direkt in beide Augen, sondern seitlich schräg in eines der Augen, während du in den Spiegel schaust. So kannst du die Reaktion der beleuchteten Pupille gut erkennen, ohne das andere Auge sofort mitzublenden.
4. **Beobachten:** Achte auf die Reflexreaktion der Pupille. Normalerweise wird die Pupille des beleuchteten Auges sich zügig verengen. Auch die Pupille des unbehelligten Partnerauges verkleinert sich etwas mit.
5. **Dauerlicht und Verlauf:** Halte den Lichtreiz für mindestens 30 bis 40 Sekunden konstant aufrecht und beobachte, was mit der Pupille geschieht. Bleibt sie die ganze Zeit über deutlich eng oder tritt nach einigen Sekunden eine Veränderung ein, zum Beispiel dass die Pupille plötzlich wieder größer wird oder anfängt, leicht zu »flattern« (pulsierende Verengung und Erweiterung)?

Wichtig ist, während des Tests ruhig zu halten und nicht mit der Lichtquelle zu wackeln. Blinzeln kann die Pupille kurzzeitig beeinflussen, versuche daher, so ruhig wie möglich zu schauen. Es kann hilfreich sein, den Test mehrfach zu wiederholen, um ein klares Bild zu erhalten. Auch das Vergleichen beider Augen (abwechselnd links und rechts beleuchten) ist möglich.

Das Ergebnis wird wie folgt interpretiert:

Wenn die Pupille beim Lichteinfall rasch kleiner wird und während des gesamten Lichtreizes klein und stabil bleibt, ist das eine normale Reaktion. Ein leichtes feines Zittern oder minimale Schwankungen der Pupillengröße können normal sein, solange keine deutliche Wieder-Erweiterung auftritt. Beobachtest du hingegen, dass die Pupille zwar eng wird, aber nach einigen Sekunden trotz weiterhin anhaltendem Lichtreiz wieder größer wird – eventuell schubweise (»flatternd«) –, so kann dies auf eine mögliche Dysregulation der HPA-Achse und des autonomen Nervensystems hinweisen.

KÖRPERTEMPERATUR

Unsere Stresshormone spielen eine wichtige Rolle bei der Thermoregulation des Körpers. Zum einen erhöhen Stresshormone kurzfristig den Stoffwechsel und die Wärmeproduktion in Stress- oder Kältesituationen. Zum anderen beeinflusst Cortisol den Grundumsatz und wirkt auf das Immunsystem, wodurch es bei anhaltend hohen Spiegeln die Körpertemperaturregulation verändern kann. Indirekt wirkt Cortisol zudem über die Schilddrüse auf die Körpertemperatur ein.

Eine Dysregulation der HPA-Achse kann sich folglich deutlich auf die Körpertemperatur auswirken. Bei Cortisolmangel fällt es dem Körper schwer, die normale Temperatur aufrechtzuerhalten, sodass die basale Körpertemperatur oft erniedrigt ist. Bei hohen Cortisol- und Adrenalinspiegeln kommt es teils zu einem Anstieg der Kernkörpertemperatur (bekannt als »Stressfieber« oder »psychogenes Fieber«). Zudem kann ein gestörter Cortisol-Tagesrhythmus die üblichen Tag-Nacht-Schwankungen der Temperatur abflachen oder unregelmäßig werden lassen.

Die Idee, mithilfe der Messung der Körpertemperatur hormonelle Dysbalancen aufzudecken, findet sich vor allem in der funktionellen Medizin. So wurde die morgendliche Basaltemperatur schon früh als Indikator für Schilddrüsenunterfunktion genutzt (Barnes-Test). Neuere Erkenntnisse zeigen, dass hier auch Cortisol eine Rolle spielt. Ein stabiler Temperaturverlauf erfordert nämlich einen gleichmäßigen Cortisolrhythmus. In der Praxis zeigt sich, dass bei Patientinnen und Patienten mit einer dysregulierten HPA-Achse die gemessenen Temperaturen deutlich unruhiger und variabler sind als normal.

Temperaturtest zur Selbstbeobachtung

Ein einfacher Selbsttest kann helfen, die Hinweise, die die Messung der Körpertemperatur liefert, systematisch auszuwerten. Dabei wird über mehrere Tage ein Temperaturprofil erstellt, um sowohl das Temperaturniveau als auch die Schwankungen beurteilen zu können.

- **Mehrfachmessung pro Tag:** Miss dreimal täglich deine Körpertemperatur. Die erste Messung sollte etwa 3 Stunden nach dem Aufwachen erfolgen (nicht direkt nach dem Aufstehen, um eventuelle Anfangsschwankungen zu vermeiden). Die zweite und dritte Messung folgen im Abstand von jeweils circa 3 Stunden. Beispiel: Wenn du um 7 Uhr aufstehst, miss gegen 10 Uhr, dann gegen 13 Uhr und 16 Uhr. Warte nach körperlicher Aktivität oder dem Essen etwa 20 Minuten, bevor du misst, um die Werte nicht zu verfälschen. Verwende ein zuverlässiges Thermometer (oral unter der Zunge oder axillar), und notiere jeden Wert mit Uhrzeit.
- **Tagesdurchschnitt ermitteln:** Am Ende jedes Tages berechnest du aus den drei Messwerten den Durchschnitt. Addiere dazu die drei Temperaturen und teile sie durch drei. Dieser Tagesmittelwert hilft, das generelle Temperaturniveau zu bestimmen, während die einzelnen Messungen den Verlauf zeigen.
- **Über mehrere Tage wiederholen:** Führe diese Messungen und Berechnungen an mindestens fünf aufeinanderfolgenden Tagen durch. Je länger der Zeitraum (zum Beispiel eine Woche) ist, desto aussagekräftiger wird das Muster. Wichtig ist, die Messungen jeden Tag unter möglichst ähnlichen Bedingungen vorzunehmen (gleiche Zeiten, gleiche Messstelle), um vergleichbare Daten zu erhalten.

Die Ergebnisse werden wie folgt interpretiert:

Anhand der gesammelten Temperaturdaten lässt sich das Profil auswerten. Dabei sind insbesondere zwei Aspekte von Interesse: die Schwankungsbreite und die Höhe der Durchschnittswerte.

- **Starke Schwankungen (mehr als 0,5 °C):** Weichen die Tagesmittelwerte untereinander deutlich ab, das heißt, schwankt die Durchschnittstemperatur von Tag zu Tag um mehr als circa 0,5 °C oder zeigen schon die Einzelmessungen innerhalb eines Tages sehr unruhige Werte, kann dies auf eine Dysregulation der HPA-Achse hindeuten.
- **Niedriges Temperaturniveau (unter 36,6 °C):** Liegt die gemessene Durchschnittstemperatur an den meisten Tagen deutlich unter 36,5 bis 36,6 °C, spricht das für eine reduzierte Stoffwechselaktivität. Normalerweise wird ein dauerhaft niedriges Temperaturniveau als Hinweis für eine Schilddrüsenunterfunktion gesehen, allerdings kann auch ein Cortisolmangel hierzu beitragen.
- **Kombinationsmuster:** Treten beide Auffälligkeiten zusammen auf, also große Temperaturschwankungen und ein insgesamt erniedrigtes Temperaturniveau, liegt der Verdacht nahe, dass sowohl die Cortisolregulation als auch die Schilddrüse nicht optimal funktionieren. In einem solchen Fall können zum Beispiel eine träge Cortisolausschüttung am Morgen und eine geringe Schilddrüsenhormonwirkung vorliegen. Ein Beispiel wäre eine Kurve mit sehr niedrigen Morgenwerten und instabilen Tagesverläufen.
- **Zyklusabhängigkeit bei Frauen:** Wichtig ist, dass Frauen den Menstruationszyklus bei der Interpretation berücksichtigen. Zur Zeit des Eisprungs steigt die Basaltemperatur nämlich durch das Hormon Progesteron um etwa 0,3 bis 0,5 °C an und bleibt bis zur Periode auf diesem höheren Niveau. Dieser Anstieg kann unabhängig von Nebennieren und Schilddrüse die Durchschnittswerte beeinflussen. Daher empfiehlt es sich, den Temperaturtest entweder in der ersten Zyklushälfte oder in der zweiten Hälfte gezielt durchzuführen, aber die Phasen nicht zu mischen.

Der Temperaturtest kann in regelmäßigen Abständen (zum Beispiel monatlich) wiederholt werden, vor allem wenn Maßnahmen zur Behandlung eingeleitet wurden. Eine Verbesserung der HPA-Achsenfunktion würde sich zum Beispiel in stabileren (weniger schwankenden) Temperaturwerten zeigen, während eine erfolgreiche Schilddrüsenbehandlung sich durch allmählich höhere Durchschnittstemperaturen Richtung Normalwert (circa 36,6 bis 37 °C) bemerkbar macht. Die Methode eignet sich somit auch, um den Erfolg einer Behandlung über die Zeit zu dokumentieren.

FRAGEBOGEN ZUR SELBSTDIAGNOSE

Im Folgenden möchte ich dir einen kleinen Fragebogen an die Hand geben, der dir dabei helfen soll, deine Situation besser einzuschätzen. Die Fragen zielen darauf ab, genauer zu erörtern, ob dein System bereits sehr unter Stress leidet oder die HPA-Achse bereits eine mögliche Dysregulation anzeigt.

Kreuze bei den folgenden Aussagen immer die zutreffende Antwort an und rechne am Ende die erreichte Punktzahl zusammen. Zu deinem Ergebnis kannst du dir dann die entsprechende Auswertung durchlesen.

Wichtig: Dieser Fragebogen erlaubt keine Diagnose. Er dient lediglich als Hilfestellung, um deine Situation im ersten Schritt besser einschätzen zu können.

Kraft und Energie

◯ Ich fühle mich energiegeladen und erkenne, wann ich eine Pause benötige, die ich mir dann auch nehme. (0)

◯ Manchmal könnte ich vor Energie sprühen; ich genieße es, meine Tage vollzupacken: Arbeit am Morgen, Sport am Abend und anschließend das Nachtleben erkunden – und am nächsten Tag dasselbe. (1)

◯ Tagsüber erlebe ich manchmal Energieeinbrüche, besonders nach dem Essen. Nach dem Sport jedoch fühle ich mich so energetisch, dass ich Bäume ausreißen könnte. (2)

◯ Ich fühle mich allgemein kraftlos und meine Ausdauer hat nachgelassen. (3)

◯ Ich bin oft sehr müde, komme schwer aus dem Bett und fühle mich selbst nach moderatem Sport noch tagelang erschöpft. (4)

Schlafqualität

- ◯ Ich schlafe gut und durchgehend, und nach 6 bis 7 Stunden Schlaf fühle ich mich erfrischt. (0)
- ◯ Ich benötige nur wenig Schlaf, finde jedoch manchmal schwer in den Schlaf. (1)
- ◯ Morgens komme ich schwer aus dem Bett, bin aber abends lange wach. (2)
- ◯ Einschlafprobleme und nächtliches Aufwachen, besonders um 3 Uhr morgens, kennzeichnen meinen Schlaf, dazu ein Leistungstief zwischen 14 und 17 Uhr. (3)
- ◯ Probleme beim Einschlafen und Durchschlafen, Aufwachen um 3 Uhr morgens, ein Nachmittagstief zwischen 14 und 17 Uhr, und vor dem Schlafengehen fühle ich mich aufgeregt und habe Herzklopfen. (4)

Stimmung und emotionale Verfassung

- ◯ Generell bin ich gut gelaunt und fröhlich. (0)
- ◯ Ich bin ungeduldig und möchte, dass alles schnell erledigt wird. Bei der Konzentration auf meine Ziele habe ich einen Tunnelblick. (1)
- ◯ Ich fühle mich oft nicht selbst, kann Stress schlechter bewältigen als früher, übersehe Dinge und mache Fehler. (2)
- ◯ Meistens bin ich gleichgültig und neige zu Depressionen, bin wechselnden Stimmungen ausgesetzt, habe eine schlechte Stresstoleranz und bin ängstlich. (3)
- ◯ Ich bin meist gleichgültig und depressiv, meinen wechselnden Stimmungen ausgeliefert, habe eine geringe Stresstoleranz und bin ängstlich. Unter Druck werde ich jedoch reizbar und erlebe manchmal Panikattacken. (4)

Allgemeine Empfindlichkeitsstufe

- ◯ Ich bin empfindlicher und gereizter als zuvor; Licht, Berührung und Geräusche nehme ich verstärkt wahr und habe Schwierigkeiten, mich von anderen abzugrenzen. (1)
- ◯ Ich bin weniger empfindlich gegenüber meiner Umgebung geworden, da ich mir ein »dickes Fell« zugelegt habe und mich mehr in meine eigene Welt zurückgezogen habe. (2)

- ◯ Meine Empfindlichkeit gegenüber meiner Umgebung ist stark gestiegen; Licht, Berührung und Geräusche belasten mich sehr. (3)
- ◯ Ich habe mich weitgehend aus dem Leben zurückgezogen, weil alles zu einer Belastung geworden ist. (4)
- ◯ Keines dieser Szenarien trifft auf mich zu. (0)

Beschaffenheit deiner Haut

- ◯ Meine Haut ist straff, elastisch und sieht frisch aus. (0)
- ◯ Meine Haut hat an Frische eingebüßt und neigt zu Unreinheiten. (1)
- ◯ Ich bemerke einen flachen Fingerabdruck, habe eine schlechte Wundheilung, Falten, trockene Haut, Pigmentstörungen und sehe älter aus, als ich bin. (2)
- ◯ Zu den vorherigen Hautproblemen kommt Haarausfall an den Unterschenkeln hinzu. (3)
- ◯ Zusätzlich zu den bisherigen Hautproblemen erscheine ich deutlich älter als mein tatsächliches Alter. (4)

Merkmale in deinem Gesicht

- ◯ Ich fühle mich frisch und bin mit meinem Gesicht völlig zufrieden. (0)
- ◯ Mein Teint wirkt weniger frisch und etwas fahl. (1)
- ◯ Mein Gesicht erscheint rund und geschwollen, die Haut wächsern und mit dunklen Ringen unter den Augen. (2)
- ◯ Mein Gesicht wirkt weich, begleitet von Augenringen und morgendlichen Tränensäcken. (3)
- ◯ Mein Gesicht zeigt Zeichen der Abmagerung mit eingefallenen Wangenknochen, Augenringen und Blässe um den Mund, besonders nach dem Essen. (4)

Beschaffenheit deines Bindegewebes

- ◯ Mein Bindegewebe ist straff, elastisch und ohne Dellen. (0)
- ◯ Ich neige zur Bildung von Cellulite. (1)
- ◯ Mein Bindegewebe ist nicht nur anfällig für Cellulite, sondern auch schwach. Ich leide unter Dehnungsstreifen, Narbenbildung, schlaffen Sehnen und tendiere zu Schwellungen, möglicherweise beeinflusst durch den Zyklus. (2)

◯ Zusätzlich zu den oben genannten Problemen habe ich schlaffe Sehnen, neige zu Schwellungen und meine Gelenke knacken oder schmerzen. (3)
◯ Neben den bereits erwähnten Problemen fühlt sich mein Bindegewebe vollkommen ausgetrocknet an. (4)

Kaffeekonsum

◯ Ich fühle mich gut, auch ohne Kaffee oder andere koffeinhaltige Getränke. (0)
◯ Ein Kaffee scheint fast jedes Problem zu lösen. (1)
◯ Ohne Kaffee komme ich morgens nicht in Gang und ein Kaffee nach dem Mittagessen tut mir gut. (2)
◯ Ohne Kaffee komme ich überhaupt nicht klar. (3)
◯ Kaffee verursacht bei mir Probleme. (4)

Charakteristika zu deiner Figur

- Es bereitet mir keine Schwierigkeiten, mein Gewicht zu halten. (0)
- Ich neige dazu, leicht Gewicht zuzulegen. (1)
- An Bauch und Hüfte sammelt sich Fett an. (2)
- Ich finde es schwierig abzunehmen und neige dazu, Fett anzusammeln. (3)
- Egal, wie viel ich esse, ich kann einfach nicht zunehmen. (4)

Infektanfälligkeit

- Gelegentlich erkranke ich an einem Infekt, der mich jedoch selten stark beeinträchtigt und schnell abklingt. (0)
- Ich erkranke sehr selten, höchstens mal am Wochenende ein leichter Anflug von Unwohlsein, wenn ich zur Ruhe komme. (1)
- Krank werde ich sehr selten, meist nur im Urlaub, wenn ich mich vollständig entspanne. (2)
- Ich habe häufig mit Erkältungen zu kämpfen, oft im Zusammenhang mit meiner Menstruation oder nach körperlicher Anstrengung. (3)
- Ständige Erkältungen oder chronische Infektionen wie Borreliose oder Mononukleose belasten mich. (4)

Allergien und Unverträglichkeiten

- ◯ Ich habe weder Allergien noch Nahrungsmittelintoleranzen. (0)
- ◯ Allgemein bin ich unempfindlich gegen Allergien oder Intoleranzen, abgesehen von einer spezifischen Ausnahme. (1)
- ◯ Früher hatte ich Allergien oder Intoleranzen, die mich jetzt seltsamerweise nicht mehr beeinträchtigen. (2)
- ◯ Ich leide unter verschiedenen Allergien und/oder Intoleranzen, und auch Histamin bereitet mir Probleme. (3)
- ◯ Meine zahlreichen Allergien und/oder Intoleranzen sowie Probleme mit Histamin schränken meine Essensauswahl und Reaktionen auf Umweltallergene stark ein. (4)

Konzentrationsfähigkeit

- ◯ Meine Konzentration bleibt über viele Stunden stabil, und ich behalte Informationen mühelos bei, während ich mir regelmäßige Pausen gönne. (0)
- ◯ Ich fokussiere mich gut auf einzelne Projekte, wodurch manchmal andere Aufgaben leiden, manchmal vergesse ich dabei sogar zu essen oder zur Toilette zu gehen. (1)
- ◯ Meine Konzentrationsfähigkeit hat sich verschlechtert, ich empfinde häufig einen »geistigen Nebel«. (2)
- ◯ Mein Konzentrationsvermögen und meine Auffassungsgabe sind eingeschränkt, ich muss Informationen oft wiederholen, um sie zu verstehen. (3)
- ◯ Meine Konzentration und Auffassungsgabe sind reduziert, ich muss Informationen mehrfach aufnehmen, und selbst bei vertrauten Alltagsaufgaben bin ich zerstreut und ineffektiv. (4)

Entgiftungsorgane

- ◯ Bei meinen Entgiftungsorganen – Leber, Nieren und Darm – wurden keine Auffälligkeiten festgestellt und ich habe auch subjektiv keine Beschwerden. (0)
- ◯ Ich habe das Gefühl, dass meine Entgiftungsorgane – Leber, Nieren, Darm – nicht mehr so effizient arbeiten wie früher. Zum Beispiel baut mein Körper Alkohol langsamer ab und schwere Speisen verdauen sich nur schleppend. (1)
- ◯ Ich hatte bereits erhöhte Werte bei Leber- oder Nierenfunktionstests. (2)

- ◯ Ich leide unter dauerhaft hohen Leber- und Nierenwerten und habe Veränderungen an meiner Darmschleimhaut feststellen lassen. (3)
- ◯ Ich bin oft aufgebläht und meine Verdauung funktioniert insgesamt schlecht. Möglicherweise liegen auch organische Veränderungen an Nieren oder Darm vor. (4)

Empfindlichkeit gegenüber Hitze und Kälte

- ◯ Normalerweise empfinde ich Kälte nur, wenn es objektiv kalt ist, und Wärme nur, wenn es objektiv warm ist. Ich schwitze lediglich bei Hitze und körperlicher Anstrengung. (0)
- ◯ Ich neige zu leichtem Schwitzen und erlebe manchmal Hitzewallungen, besonders rund um die Menstruation. (1)
- ◯ Mir ist oft warm, ich schwitze häufig (auch bei kühleren Temperaturen) und leide unter Nachtschweiß. (2)
- ◯ Wetteränderungen bereiten mir Probleme; ich schwitze selten (nur bei extremer Anstrengung). Hitze und Kälte machen mir zu schaffen und es fällt mir schwer, mich an wechselnde Umweltbedingungen anzupassen, ohne dass mein Körper überreagiert. (3)
- ◯ Wetterwechsel erschöpfen mich völlig; ich komme weder mit Hitze noch mit Kälte klar und schwitze selten, außer bei extremer Anstrengung. Ironischerweise kann ich trotzdem Hitzewallungen erleben, besonders nachts. (4)

Menstruation bei Frauen

- ◯ Meine Menstruation ist regelmäßig, schmerzfrei und ohne Beschwerden vor, während oder nach der Periode. (0)
- ◯ Meine Menstruation ist regelmäßig, aber manchmal schmerzhaft und von prämenstruellem Syndrom (PMS) und Brustspannen begleitet. (1)
- ◯ Meine Menstruation ist unregelmäßig, meine Brüste sind oft hart und gespannt vor der Periode und ich leide gelegentlich unter Krämpfen und Rückenverspannungen. (2)
- ◯ Neben den genannten Beschwerden erlebe ich manchmal keinen Eisprung und habe starke Menstruationsbeschwerden, die von Migräne begleitet sein können und starke Schmerzmittel erforderlich machen. (3)
- ◯ Meine Menstruation ist unregelmäßig und so schmerzhaft, dass ich manchmal wegen der Schmerzen im Krankenhaus war. (4)

Fleischkonsum

- ◯ Ich vertrage Fleisch problemlos. (0)
- ◯ Ich vertrage Fleisch nicht nur gut, sondern verspüre manchmal auch großen Appetit darauf. (1)
- ◯ Ich esse zunehmend weniger Fleisch, da es mir nicht mehr so gut bekommt. (2)
- ◯ Fleisch steht mir nicht mehr zu und schmeckt mir nicht mehr. (3)
- ◯ Ich esse sehr ungern Fleisch und vertrage es schlecht. (4)

Süßigkeiten und Salzkonsum

- ◯ Süßigkeiten haben keinen Einfluss auf meine Stimmung oder mein Verhalten. (0)
- ◯ Ein süßer Snack gibt mir den nötigen Kick, wenn ich ihn brauche. (1)
- ◯ Zucker hilft mir, den Tag zu überstehen. (2)
- ◯ Ich habe ein starkes Verlangen nach Salz und/oder Zucker, welchen ich nicht mehr gut vertrage. (3)
- ◯ Ich vertrage Zucker gar nicht mehr gut, auch wenn ich manchmal Lust darauf habe, und/oder ich habe ein starkes Verlangen nach Salz, was mich austrocknet. (4)

Blutzuckerprobleme

- ◯ Ich habe keine Blutzuckerprobleme. (0)
- ◯ Mir sind keine Probleme bewusst, aber Untersuchungen zeigen, dass mein Blutzucker nicht immer im Normbereich liegt. (1)
- ◯ Mein Blutzucker kann zeitweise erhöht sein und es dauert, bis er sich normalisiert. (2)
- ◯ Ich habe messbare Blutzuckerschwankungen und mein Langzeitblutzuckerwert (HbA1c) ist grenzwertig. (3)
- ◯ Bei mir wurde eine Insulinresistenz festgestellt. (4)

Alkoholverträglichkeit

- ◯ Ich vertrage selbst größere Mengen Alkohol problemlos und Kater sind mir fast unbekannt. (0)
- ◯ Meiner Meinung nach vertrage ich Alkohol gut, spüre aber, dass ich früher weniger Nachwirkungen hatte. (1)

- ◯ Früher habe ich Alkohol deutlich besser vertragen. (2)
- ◯ Ich kann Alkohol nur in kleinen Mengen vertragen. (3)
- ◯ Ich vertrage Alkohol überhaupt nicht mehr. (4)

Motivation und Lebensziele

- ◯ Ich bin voller Tatendrang und möchte noch viel im Leben erreichen. Ich arbeite systematisch an meinen Zielen. (0)
- ◯ Ich habe viele Pläne, fühle mich jedoch ständig zu beschäftigt, um sie zu verfolgen. (1)
- ◯ Ich bin zielstrebig, doch manchmal kommt die Lebensfreude zu kurz. (2)
- ◯ Ich bin dankbar, wenn ich den Alltag meistern kann. Ich bin viel ruhiger geworden und verbringe die Abende lieber auf der Couch, statt auszugehen. Viele meiner früheren Ziele habe ich aufgegeben, da es mir zu anstrengend erscheint, sie zu erreichen. (3)
- ◯ Ich lebe in ständiger Sorge, den Alltag nicht zu bewältigen. Mein Hauptziel ist es, den nächsten Tag und die kommende Woche zu überstehen. (4)

Libido und sexuelle Funktion

- ◯ Meine Libido ist normal und meine sexuelle Funktion ist intakt. (0)
- ◯ Meine Libido ist stabil; ich verwende Orgasmen oft, um Spannungen abzubauen. (1)
- ◯ Ich denke selten an Sex, außer am Wochenende oder im Urlaub, wenn ich entspannt bin. (2)
- ◯ Ich erlebe einen Rückgang meiner Libido. Männer könnten gelegentlich mit Erektionsstörungen kämpfen und weniger auf visuelle Reize reagieren, während Frauen Schwierigkeiten haben könnten, einen Orgasmus zu erreichen, und unter trockenen Schleimhäuten leiden. (3)
- ◯ Sex ist derzeit kein Thema für mich, ich fühle mich zu schwach dafür. Männer erleben möglicherweise Potenzprobleme und haben kaum sexuelle Fantasien, während Frauen Trockenheit verspüren. (4)

Nächtliche oder morgendliche Erektion bei Männern

- ◯ Ich habe regelmäßig nächtliche oder morgendliche Erektionen, unabhängig von sexuellen Reizen. (0)
- ◯ Ich habe fast täglich nächtliche oder morgendliche Erektionen, unabhängig von sexuellen Reizen. (1)

- ◯ Früher hatte ich öfter morgendliche oder nächtliche Erektionen. (2)
- ◯ Ich habe nächtliche oder morgendliche Erektionen nur noch, wenn ich mich gut erholt fühle. (3)
- ◯ Ich habe keine nächtlichen oder morgendlichen Erektionen mehr. (4)

Diagnostizierte Hormonstörungen

- ◯ Ich habe keine diagnostizierten Hormonstörungen und verwende keine hormonelle Verhütung. (0)
- ◯ Ich habe keine diagnostizierten Hormonstörungen, nehme als Frau jedoch die Pille zur Zyklusregulierung. (1)
- ◯ Ich habe keine diagnostizierten Hormonstörungen, nehme als Frau aber die Pille, die meinen Zyklus jedoch nicht effektiv reguliert. Ich leide weiterhin unter PMS und Menstruationsbeschwerden. (2)
- ◯ Bei mir wurde eine Schilddrüsenunterfunktion diagnostiziert und behandelt. Zudem wurde bei mir als Frau ein Progesteronmangel und bei mir als Mann ein sinkender Testosteronwert festgestellt. (3)
- ◯ Ich nehme eine hohe Dosis Schilddrüsenhormone, die jedoch wenig Wirkung zeigt. (4)
- ◯ Meine hormonelle Situation als Frau ist menopausal, auch in jungen Jahren, und als Mann befinde ich mich in der Andropause, ebenfalls in jungen Jahren. (5)

Auswertung

1 bis 20 Punkte

Deine Stressachse scheint ausgeglichen zu sein. In dieser Phase hast du wahrscheinlich keinen Grund, über deinen Körper nachzudenken, oder hast das bisher nicht getan. Dir geht es gut, die Nebennieren tun ihre Arbeit. Eventuell fallen dir ein paar Dinge auf, die verbesserungswürdig sind, aber sonst hast du keine auffälligen Beschwerden oder Probleme.

21 bis 40 Punkte

Erhöhte Anforderungen an die Stressachse sind vermutlich da. Wenn du überwiegend hohe Cortisolwerte hast, kannst du dich zunächst einmal subjektiv gar nicht schlecht fühlen, vielleicht etwas abgestumpft. Ein paar kleinere Beschwerden zeigen aber bereits an, dass dein Körper nicht mehr in der Balance ist. Dein Stoffwechsel verlangsamt sich, du nimmst nicht mehr so leicht ab und bist nicht mehr so fit wie früher. Viele Menschen führen diese Symptome auf das Alter zurück, doch eigentlich laufen deine Nebennieren unter Hochdruck.

41 bis 60 Punkte

Deine Stressachse gerät langsam ins Straucheln. Du bist deutlich weniger leistungsfähig als früher. Vielleicht weißt du gar nicht mehr so recht, wie das gekommen ist, aber du fühlst dich deutlich schlapper, abgestumpfter als früher und fühlst dich (unabhängig vom Alter) irgendwie alt. Lebensfreude ist kein Teil deines Alltags mehr. Vielleicht bist du während eines schönen Urlaubs manchmal noch der Alte. Im Alltag funktionierst du aber nur noch. Wenn du ehrlich bist, besteht dein Leben innerlich aus einer Abwehrstrategie gegen Anstrengungen.

61 oder mehr Punkte

Eine Dysfunktion der Stressachse ist sehr wahrscheinlich. Deine Erschöpfung und deine körperlichen Beschwerden dominieren deinen Alltag. Du versuchst, dein Leben noch immer mit eisernem Willen um deine Erschöpfung herum zu organisieren, oder du bist zumindest zeitweise arbeitsunfähig. Dennoch sind normale Haushaltsangelegenheiten, Behördengänge, Treffen mit Freunden und so weiter anstrengend. Das Wetter, Gerüche, Geräusche, enge Kleidung und so weiter, alles kann Stress verursachen. Essen, Schlafen oder Sport bereiten dir vielleicht keine Freude mehr, wenn du es überhaupt noch richtig kannst. Du hast das Gefühl, dass dein Körper dich völlig im Griff hat. Du weißt nie, was er als Nächstes macht. Herzrasen, Blutzuckerzusammenbrüche, Übelkeit, Schwindel? Überforderung ist das Gefühl, das deinen Zustand am besten trifft. Dein Körper baut ab, manchmal auch erschreckend schnell, unabhängig davon, wie alt du bist. Du kannst dich weder konzentrieren noch kannst du zur Ruhe kommen. Dein wahres Ich hast du schon lange nicht mehr gesehen, gefühlt und erlebt. Du bleibst weit hinter deinen Möglichkeiten zurück und opferst vieles, um auf einem Gebiet deines Lebens ansatzweise leistungsfähig zu bleiben.

STRESS REDUZIEREN UND DAS NERVENSYSTEM BERUHIGEN

Unser Nervensystem braucht nicht nur Pausen, sondern aktive Unterstützung, um aus dem Stressmodus auszusteigen. In diesem Kapitel lernst du mehr über effektive Methoden, mit denen du dein System gezielt beruhigen, Cortisol regulieren und wieder mehr innere Ruhe finden kannst.

Stressmanagement: Atemtechniken, Meditation, Achtsamkeit

Achtsamkeits- und Entspannungstechniken können direkt auf biologischer Ebene ansetzen. Studien zeigen, dass regelmäßige Mind-Body-Übungen (wie Meditation, Atemübungen oder Yoga) die physiologische Stressreaktion messbar abschwächen können. In Untersuchungen fanden Forscherinnen und Forscher sogar heraus, dass verschiedene Meditationsformen mehrere körperliche Stressmarker reduzieren, inklusive Herzfrequenz, Blutdruck, Cortisol und auch entzündungsfördernde Botenstoffe.[44, 45] Entzündungsmarker wie CRP und IL-6 gingen in einigen Untersuchungen unter Entspannungstraining ebenfalls zurück.[46] Gleichzeitig lässt sich oft eine Verbesserung der Herzratenvariabilität (HRV) beobachten, also der natürlichen Schwankungen zwischen aufeinanderfolgenden Herzschlägen. Eine hohe HRV gilt als Zeichen dafür, dass der Körper flexibel zwischen Anspannung und Entspannung wechseln kann und insgesamt in einem balancierten Zustand ist. Insbesondere langsame Atemübungen (dazu gleich mehr) können die HRV erhöhen, was auf eine stärkere Parasympathikus-Aktivierung und einen Wechsel in den »Rest and Digest«-Modus hindeutet.

INFO

Für die **HRV** werden die zeitlichen Abstände zwischen den Herzschlägen gemessen. Eine hohe Variabilität zeigt ein flexibles, anpassungsfähiges Nervensystem, eine niedrige HRV dagegen kann auf Stress oder Erschöpfung hindeuten.

ATEMTECHNIKEN

Der Atem ist eines der mächtigsten und zugleich einfachsten Werkzeuge zur Stressregulation, die wir jederzeit zur Hand haben. Bewusste Atemtechniken wirken wie ein direkter Schalter für unser Nervensystem. In Sekunden können wir über kontrolliertes Atmen dem Körper signalisieren: Entwarnung, du kannst entspannen. Physiologisch betrachtet hängt das mit dem Vagusnerv zusammen, dem Hauptnerv des Parasympathikus.

INFO

Der **Vagusnerv** ist der wichtigste Nerv des Parasympathikus. Er wirkt wie eine »Beruhigungsleitung« im Körper und beeinflusst Herz, Atmung, Verdauung und Entzündungsreaktionen.

Unsere Atemmuskulatur – vor allem das Zwerchfell – ist über den Vagusnerv mit dem Gehirn verbunden. Langsames, tiefes Atmen sendet sofort Impulse an den Vagus, der daraufhin Herzschlag und Blutdruck senkt und eine Reihe von Beruhigungsreaktionen auslöst. Besonders das verlängerte Ausatmen aktiviert den Parasympathikus intensiv. Vielleicht hast du das selbst schon bemerkt: Ein lang gezogener Seufzer verschafft Erleichterung. Tatsächlich gibt es einen physiologischen Seufzer – eine Atemtechnik, bei der man zweimal kurz hintereinander einatmet und dann langsam vollständig ausatmet. Bereits ein bis zwei solcher tiefen Seufzer können akutes Stressfeuer löschen, weil der Vagusnerv den Herzschlag drosselt und der Körper spürbar herunterfährt. Wissenschaftlerinnen und Wissenschaftler der Stanford University fanden kürzlich heraus, dass tägliche Atemübungen mit Fokus auf verlängertem Ausatmen Angstzustände deutlich reduzieren und die Stimmung heben können, teils sogar stärker und schneller als klassische Achtsamkeitsmeditation.[47] In der Studie verglichen sie 5 Minuten tägliches Atemtraining über einen Monat mit 5 Minuten Meditation und stellten fest, dass die Atemübungen zu größerem Zugewinn an positiven Gefühlen führten.

Bewährte Atemtechniken im Überblick sind:

- **4-7-8-Atmung:** Einatmen 4 Sekunden, Atem anhalten 7 Sekunden, ausatmen 8 Sekunden. Diese Technik wirkt besonders beruhigend auf den Sympathikus und hilft bei innerer Unruhe oder zum Einschlafen.

- **Box Breathing (4-4-4-4):** Einatmen 4 Sekunden, Atem halten 4 Sekunden, ausatmen 4 Sekunden, Atem halten 4 Sekunden. Diese Methode fördert mentale Klarheit und hilft bei akuter Anspannung oder Panikgefühlen, indem sie den Atemrhythmus gleichmäßig verlangsamt. Sogar die U. S. Navy SEALs nutzen diese simple, aber effektive Technik, um in extremen Stresssituationen Ruhe und Fokus zu bewahren.
- **Längeres Ausatmen als Einatmen:** Zum Beispiel 4 Sekunden einatmen, 6 bis 8 Sekunden ausatmen. Dies ist eine der einfachsten und effektivsten Methoden, um den Entspannungsnerv zu stimulieren.

Atemtechniken lassen sich praktisch überall und jederzeit durchführen. Selbst wenige Minuten haben eine spürbare Wirkung. Für den Einstieg gelten folgende Empfehlungen:

- **Kurz und regelmäßig:** Übe 1- bis 3-Mal täglich. Schon 5 Minuten Atemübung pro Tag können laut Forschungsergebnissen die Stimmung verbessern und das Stressempfinden senken.[48, 49] Entscheidend ist die Regelmäßigkeit, nicht die Dauer.
- **Gelegenheiten nutzen:** Im Stau oder beim Warten an der Kasse, unter der Dusche, vor dem Essen oder vor dem Schlafengehen – nutze solche Momente für ein paar bewusste Atemzüge.
- **»Atem-Anker« setzen:** Immer wenn du dich gestresst oder überreizt fühlst, nimm ganz bewusst drei tiefe Atemzüge. Dieses kleine Ritual wirkt wie ein Reset-Knopf und holt dich aus dem Gedankenkarussell ins Hier und Jetzt.

MEDITATION

Meditationen sind eine wirksame Strategie, um ein überaktives Stresssystem herunterzufahren. Bereits wenige Minuten in achtsamer Stille aktivieren den Entspannungsmodus. Studien zeigen, dass regelmäßige Meditationen dabei helfen können, die HPA-Achse und damit die Cortisolausschüttung wieder ins Gleichgewicht zu bringen.[50, 51, 52]

WICHTIG

Meditation ist Training für den Geist. Ähnlich wie Muskeltraining braucht es etwas Übung, bis die Effekte spürbar werden. Anfangs mag es schwerfallen, still zu sitzen und die Gedanken ziehen zu lassen. Doch schon nach einigen Tagen oder Wochen berichten viele von einem neuen inneren Gleichgewicht. Oftmals hilft es, mit kurzen Einheiten zu beginnen, zum Beispiel 5 bis 10 Minuten täglich. Ziel der Meditation sollte dabei immer sein, die Reizflut des Alltags zu reduzieren, Raum zwischen Reiz und Reaktion zu schaffen und von dem ständigen reaktiven Tun in ein bewusstes Sein zu wechseln.

Es gibt verschiedene Formen der Meditation:

- **Stille Meditation:** Einfach sitzen und den Atem beobachten – ohne Hilfsmittel, ohne Anleitung. Diese minimalistische Form eignet sich besonders, wenn du bereits etwas geübter bist oder dir ein tägliches Ritual der stillen Einkehr schaffen möchtest. Sie schult die Fähigkeit, Gedanken kommen und gehen zu lassen, ohne ihnen zu folgen.
- **Body-Scan:** Dabei wanderst du mit der Aufmerksamkeit achtsam durch den ganzen Körper – von Kopf bis Fuß – und nimmst Empfindungen wahr, ohne sie zu bewerten. Der Body-Scan fördert die Körperwahrnehmung und hilft, Verspannungen oder Unruhe zu lösen. Viele nutzen ihn abends zum Abschalten oder Einschlafen.
- **Geleitete Meditationen:** Perfekt für Einsteiger oder alle, die Unterstützung mögen. Zahlreiche Apps (zum Beispiel Headspace, Balloon) und Audio-Angebote bieten geführte Meditationen mit beruhigender Stimme. Ob Themen wie Stressreduktion, Selbstmitgefühl oder innere Stärke – eine Anleitung hilft, den roten Faden nicht zu verlieren, bis die eigene Meditationspraxis gefestigt ist.

Wichtig ist Regelmäßigkeit bei Meditationen. Sie ist entscheidender als die Länge der einzelnen Sitzungen. Schon 5 bis 10 Minuten täglich können ausreichen, um dein Nervensystem langfristig umzuprogrammieren. Anfangs mag es schwerfallen und nicht jede Meditation fühlt sich »perfekt« an, doch es zählt das Dranbleiben. Mit der Zeit wirst du merken, dass du ruhiger und fokussierter reagierst, selbst wenn die Umstände turbulent sind. Jede Session ist ein Trainingsmoment für dein Gehirn und Nervensystem, flexibler und stressresistenter zu werden.

ACHTSAMKEIT IM ALLTAG

Nicht immer haben wir Zeit oder Raum, uns hinzusetzen und formell zu meditieren. Doch zum Glück lässt sich Achtsamkeit auch wunderbar in den ganz normalen Alltag integrieren, zum Beispiel beim Zähneputzen, Kaffeetrinken oder Spazierengehen. Achtsamkeit im Alltag bedeutet, mit voller Präsenz bei dem zu sein, was wir gerade tun, statt mit den Gedanken schon bei der nächsten Aufgabe oder noch beim gestrigen Ärger zu hängen. Diese Alltagsachtsamkeit ist eine Macht der kleinen Pausen: Jeder Moment, den wir bewusst wahrnehmen, wird zu einer Mini-Auszeit für das gestresste Gehirn. Beispiele für mehr Achtsamkeit im Alltag sind:

- **Beim Zähneputzen:** Spüre den Schaum auf der Zunge, den Kontakt der Bürste mit den Zähnen, nimm den frischen Minzgeruch wahr. Sei ganz bei dieser einfachen Tätigkeit.
- **Beim Gehen:** Fühle jeden Schritt, wie die Fußsohlen den Boden berühren, das Abrollen, das Tempo. Selbst der Weg zum Supermarkt wird zur Achtsamkeitsübung, wenn du mit den Gedanken nicht woanders bist.
- **Beim Essen:** Schmecke wirklich. Nimm dir einen Moment Zeit, den ersten Bissen bewusst zu kauen und die Aromen zu erfassen, anstatt gedankenverloren hinunterzuschlingen. Wertschätze die Mahlzeit mit allen Sinnen.

TIPP

Wähle täglich ein bis zwei **Routinehandlungen**, die du ganz bewusst und langsam ausführst. Schon wenige achtsame Minuten im Tagesablauf reichen, um den Stresskreislauf zu durchbrechen.

Versuche auch, deine Gedanken zu beobachten, statt sie zu bewerten. Oft entsteht Stress nicht durch das Ereignis selbst, sondern durch die Geschichte, die unser Kopf uns darüber erzählt. Achtsamkeit schafft hier Abstand zu diesem Gedankenkarussell. Lass Gedanken kommen und gehen, ohne sie festzuhalten. Erinnere dich daran, dass nicht jeder Gedanke wahr oder wichtig ist. Viele Gedanken sind alte Muster, Sorgen oder konditionierte Reaktionen. Achtsamkeit bedeutet wahrnehmen statt reagieren. Wenn ein negativer Gedanke auftaucht, nimm ihn freundlich zur Kenntnis, aber steig nicht voll darauf ein.

Du kannst in solchen Fällen auch mit Mantras arbeiten, zum Beispiel »Ich bin nicht mein Stressgedanke – ich beobachte ihn, aber ich lasse mich nicht von ihm bestimmen«. Solch ein Mantra kann helfen, dich von aufdringlichen Grübel-Gedanken zu distanzieren. Es erinnert dich daran, dass Gedanken mentale Ereignisse sind, keine Befehle, denen du blind folgen musst.

Achtsamkeit verändert nicht unbedingt sofort die äußeren Umstände, aber sie verändert deine innere Reaktion darauf. Und genau das ist der erste Schritt zurück in die Cortisolbalance:

- vom reaktiven Tun zum bewussten Sein (Du musst nicht jedem Impuls folgen.)
- von Anspannung zur inneren Präsenz (Dein Körper entspannt, wenn dein Geist im Moment ruht.)
- vom Gefühl der Fremdbestimmtheit zur Selbstwirksamkeit (Du erlebst, dass du Einfluss darauf hast, wie du dich fühlst, egal, was außen geschieht.)

PROGRESSIVE MUSKELENTSPANNUNG

Die progressive Muskelentspannung (PME) nach Edmund Jacobson ist eine bewährte und wissenschaftlich gut erforschte Methode zur Stressreduktion. Durch das bewusste Anspannen und anschließende Entspannen einzelner Muskelgruppen entsteht ein tiefes körperliches und mentales »Loslassen«. Viele Menschen merken dabei erst, wie viel unterschwellige Anspannung sie im Alltag mit sich tragen, etwa in der Muskulatur im Bereich des Kiefers, der Schultern oder der Stirn. Das gezielte Spiel aus Anspannung und Entspannung wirkt direkt auf unser vegetatives Nervensystem. Durch die Kontraktion wird der Muskeltonus kurzzeitig erhöht und beim anschließenden Loslassen kann der Körper besonders tief entspannen. Diese Technik aktiviert den Parasympathikus und Studien zeigen, dass regelmäßige PME-Sitzungen den Cortisolspiegel senken, Ängste reduzieren und sogar Schlafstörungen lindern können.[53,54,55]

Der Ablauf einer PME ist wie folgt: »Spüre die Muskelgruppe, spanne sie bewusst an, halte die Spannung für 5 Sekunden und lasse dann los.« Anwendungsmöglichkeiten sind beispielsweise:

- **Ganzkörperentspannung:** In einer typischen Einheit gehst du der Reihe nach durch Muskelgruppen von Kopf bis Fuß, zum Beispiel Stirn, Kiefer, Schultern, Hände, Bauch, Beine, Füße. Du spannst jede Zone für circa 5 Sekunden kräftig an, hältst kurz und lässt dann bewusst los.
- **Kurz-PME zwischendurch:** Auch einzelne Muskelgruppen lassen sich separat entspannen, etwa Schultern und Nacken während eines stressigen Arbeitstages oder die Hände am Schreibtisch.
- **Abendroutine:** Besonders wirksam ist PME vor dem Schlafengehen. Hier hilft sie, körperliche Spannungen abzubauen und das Einschlafen zu erleichtern.

PME ist ideal für Menschen, denen stilles Sitzen bei der Meditation schwerfällt, weil hier aktiv mit dem Körper gearbeitet wird. Der Fokus liegt auf Wahrnehmung und Bewegung – das hilft, den Geist zu beruhigen, ohne zu viel Grübelei. Auch für Kinder, ältere Menschen oder Personen mit innerer Unruhe ist diese Methode gut geeignet, da sie einfach erlernbar und flexibel anpassbar ist.

YOGA

Yoga ist eine der ältesten und zugleich wirksamsten Methoden zur ganzheitlichen Stressreduktion. Es verbindet körperliche Bewegung, Atemkontrolle und Achtsamkeit zu einer Praxis, die Körper, Geist und Nervensystem gleichermaßen reguliert. Anders, als viele denken, ist Yoga keine rein sportliche Aktivität, sondern eine meditative Bewegungsform mit tiefgreifender Wirkung auf unser Stresssystem.

Während einer Yogaübung werden gezielt Muskelgruppen aktiviert und gedehnt. Das löst Verspannungen, fördert die Durchblutung und steigert die Beweglichkeit. Jede Bewegung wird mit dem Atem synchronisiert. Dieses bewusste Atmen bringt den Vagusnerv ins Spiel. Neben dem körperlichen Ausgleich wirkt sich Yoga auch auf unsere mentale Ebene aus. Durch die achtsame Konzentration auf Atem und Bewegung entsteht ein meditativer Zustand. Die Gedanken beruhigen sich, der Geist wird klarer. Yoga hilft dabei, die permanente Reizüberflutung des Alltags zu unterbrechen, und fördert ein Gefühl von innerer Präsenz, Stabilität und Selbstwahrnehmung.

So integrierst du Yoga in deinen Alltag:

- **Kleine Sequenzen, große Wirkung:** Schon 10 bis 20 Minuten täglich können den Stresspegel deutlich senken.
- **Regelmäßigkeit statt Länge:** Wichtiger als lange Einheiten ist die Kontinuität. Auch 3 bis 4 Yogatage pro Woche haben messbare Effekte auf Stimmung und Schlafqualität.
- **Für jede Stimmung das Richtige:** Morgens sind aktivierende Übungen für Energie sinnvoll, abends sanftes Dehnen für Entspannung.

Wenn dir klassische Meditation schwerfällt, ist Yoga oft der ideale Einstieg! Durch die Bewegung bleibt der Geist beschäftigt und kann dennoch zur Ruhe kommen.

WALDBADEN

Bereits ein einfacher Spaziergang im Grünen kann das Stresssystem nachhaltig beruhigen. In Japan ist daraus eine anerkannte Gesundheitspraxis geworden: *Shinrin-Yoku*, auf Deutsch: Waldbaden. Dabei geht es nicht ums Baden im Teich, sondern um das achtsame Eintauchen in die Waldatmosphäre, mit allen Sinnen.

Waldbaden bedeutet, ohne Ziel und ohne Eile durch den Wald zu schlendern, dabei Gerüche, Geräusche, Farben und Berührungen bewusst wahrzunehmen. Man riecht das Moos, hört das Rascheln der Blätter, spürt die kühle Luft auf der Haut und erlaubt sich einfach zu sein.

Auch wissenschaftlich ist das Waldbaden gut erforscht! Studien zeigen, dass Waldbaden messbar den Cortisolspiegel reduziert, die parasympathische Aktivität steigert und das sympathische Nervensystem herunterfährt.[56, 57] Eine besondere Rolle spielen dabei sogenannte *Phytonzide*. Dabei handelt es sich um ätherische Duftstoffe der Bäume, die wir beim Atmen aufnehmen. Diese

Moleküle scheinen nicht nur beruhigend zu wirken, sondern auch das Immunsystem zu stärken. Nach mehreren Stunden Waldbaden ließ sich sogar ein Anstieg der natürlichen Killerzellen im Blut nachweisen – ein Zeichen für gesteigerte Abwehrkraft.

So funktioniert Waldbaden im Alltag:

- **Wald oder Park?** Beides wirkt. Auch ein Spaziergang in einem Stadtpark mit alten Bäumen kann die gewünschten Effekte haben. Entscheidend ist die bewusste Haltung.
- **Achtsamkeit statt Ablenkung:** Gehe langsam, bleib stehen, schau dich um, atme tief. Es geht nicht ums Vorankommen, sondern ums Wahrnehmen.
- **Schon 20 bis 30 Minuten reichen:** Studien zeigen, dass bereits eine halbe Stunde Waldbaden das Nervensystem spürbar beruhigt und den Kopf freier macht.[58,59]
- **Tipp für mehr Wirkung:** Halte ab und zu inne, schließe die Augen, lausche den Geräuschen oder lege die Hand auf die Rinde eines Baums. Berührung verstärkt den Kontakt zur Natur.

Waldbaden ist im Grunde Achtsamkeit im Grünen. Es ist kostenlos, jederzeit verfügbar und eine der einfachsten Möglichkeiten, um Nervensystem, Stimmung und Immunsystem zu regulieren.

MUSIKTHERAPIE

Musik hat eine erstaunliche Wirkung auf unser Nervensystem und unsere Emotionen. Schon wenige Takte eines Lieblingsliedes können unsere Stimmung verändern, Erinnerungen wachrufen oder ein Gefühl von Geborgenheit erzeugen. In der Musiktherapie wird diese Wirkung gezielt eingesetzt, um Stress zu lindern, das Wohlbefinden zu steigern und emotionale Balance zu fördern. Musik beeinflusst nämliche direkt das autonome Nervensystem. Sanfte Klänge können den Herzschlag verlangsamen, den Blutdruck senken und die Ausschüttung von Stresshormonen reduzieren. Gleichzeitig wird das Belohnungssystem im Gehirn stimuliert und Dopamin wird freigesetzt, was positive Emotionen fördert und Anspannung reduziert. Es gibt folgende Formen der Musiktherapie:

- **Rezeptive Musiktherapie:** Hierbei hört die Person gezielt ausgewählte Musik, zum Beispiel über Kopfhörer, um zur Ruhe zu kommen, zu entspannen oder emotionale Prozesse zu begleiten.
- **Aktive Musiktherapie:** Das eigene Musizieren steht im Vordergrund, etwa Trommeln, Singen, Klangschalen oder Improvisation.
- **Alltagsmusik:** Auch das Summen, Singen unter der Dusche oder Mitsingen im Auto zählt. Durch das Singen wird die Ausatmung verlängert, was automatisch den Vagusnerv stimuliert.

Musik kannst du mithilfe folgender Verhaltensweisen gezielt zur Stressregulation nutzen:

- **Relax-Playlist:** Wähle Musikstücke, die du persönlich als beruhigend empfindest.
- **Hintergrundmusik im Alltag:** Leise Instrumentalmusik oder Naturklänge können helfen, bei der Arbeit fokussiert und ruhig zu bleiben, vorausgesetzt, sie lenken nicht ab.
- **Musikrituale:** Nutze Musik als Start- oder Endpunkt deines Tages. Eine feste Klangsequenz am Abend kann das Einschlafen erleichtern.
- **Singen als Atemübung:** Singen beruhigt, fördert tiefe Ausatmung, bringt den Geist ins Hier und Jetzt und schenkt Leichtigkeit.

WEITERE TIPPS ZUR VAGUSNERV-STIMULATION

Der Vagusnerv ist der zentrale Vermittler von Entspannung im Körper. Er verbindet das Gehirn mit Herz, Lunge, Verdauung und weiteren Organen. Wird er aktiviert, schaltet der Körper in den »Rest and Digest«-Modus. Neben den bereits beschriebenen Atemtechniken und dem Seufzen gibt es noch weitere Methoden, um den Vagus gezielt zu aktivieren:

- **Summen, Singen und »Ommmmm«:** Singen, Summen oder Brummen erzeugt Vibrationen im Kehlkopf- und Brustbereich, die den Vagusnerv stimulieren. Schon einfaches Summen eines »Mmm«-Tons kann die Herzfrequenz senken, die HRV erhöhen und ein Gefühl innerer Ausgeglichenheit erzeugen.

- **Kälteimpuls – der »Tauchreflex«:** Kaltes Wasser im Gesicht löst den sogenannten Tauchreflex aus. Das Nervensystem reagiert reflexartig mit Entschleunigung. Die Herzfrequenz sinkt schnell ab, der Vagus übernimmt die Kontrolle.
- **Klopftechniken:** Eine weitere einfache, aber wirkungsvolle Methode zur Aktivierung des Vagusnervs sind sogenannte Klopftechniken (auch bekannt als *Tapping*). Dabei werden bestimmte Akupunkturpunkte am Körper sanft mit den Fingerspitzen beklopft, oft in Kombination mit achtsamen Atemzügen oder inneren Affirmationen (siehe Seite 138 f.). Diese rhythmische Stimulation wirkt beruhigend auf das Nervensystem und hilft, emotionale Anspannung abzubauen.

Erholung in den Alltag integrieren

In einer leistungsorientierten Gesellschaft gelten Pausen oft als Schwäche, doch für unseren Körper sind sie absolut essenziell! Für unser Stresssystem sind Pausen ein biologisches Muss, sonst laufen wir geradewegs in eine Erschöpfung unseres Systems.

DIE MACHT DER PAUSEN

Unser Nervensystem kennt, wie bereits beschrieben, zwei Hauptmodi: den Sympathikus (*fight or flight* – Kampf oder Flucht) und den Parasympathikus (*rest and digest* – Ruhen und Verdauen). Im sympathischen Alarmmodus wird verstärkt Cortisol ausgeschüttet, das akut zwar leistungsfähig macht, aber langfristig auf Kosten der Regeneration geht. Erholung, Heilungsprozesse und hormonelles Gleichgewicht finden nur statt, wenn der Parasympathikus genügend Raum bekommt.

Ohne Pausen bleibt der Sympathikus dominant und der Körper verweilt im Alarmzustand mit dauerhaft erhöhtem Stresshormonspiegel. Reparaturprozesse, Hormonproduktion, Immunsystem und Verdauung brauchen Ruhephasen, um effizient zu arbeiten zu können. Im Parasympathikus-Modus fördert der Körper Heilung, Regeneration und Aufbau neuer Reserven. Regelmäßige Pausen fördern einen gesunden Cortisolrhythmus und stabilisieren die HPA-Achse. So wird chronischer Überlastung und einem »ausgebrannten« Stresssystem vorgebeugt.

Biologischer Fakt: Sobald die akute Bedrohung vorüber ist, dämpft der Parasympathikus die Stressreaktion und Cortisol fällt auf Normalniveau. Pausen sind also eine Art »Reset-Knopf« für dein Nervensystem und damit auch Voraussetzung dafür, dass du weiterhin arbeiten und funktionieren kannst – in guter Gesundheit.

Mikropausen als Schlüsselstrategie

Erholung muss nicht stundenlang dauern, denn auch hier geht Qualität vor Quantität. Bereits 3 bis 5 Minuten echte Pause können messbar Stress reduzieren. Wichtig ist, dass die Unterbrechung bewusst erfolgt und man wirklich abschaltet.

Verändere auch deine innere Haltung zu Pausen! Viele Menschen verbinden Pausieren mit »Faulheit«, »Schwäche« oder »Zeitverlust«. Doch das Gegenteil ist der Fall. Wer bewusst pausiert, arbeitet danach fokussierter und effektiver. Wer regelmäßig regeneriert, schützt seine hormonelle Balance, und wer sich Ruhe erlaubt, sendet dem Körper ein Signal der Sicherheit. Bereits kurze Pausen signalisieren deinem Nervensystem, dass keine akute Gefahr besteht, sodass es vom Alarm- in den Entspannungsmodus schalten kann.

Pausen sind auch keine Belohnung nach getaner Arbeit, sie sind die Voraussetzung für nachhaltige Leistungsfähigkeit, Gesundheit und Wohlbefinden. Jede Auszeit drückt den »Reset-Knopf« für dein Nervensystem und ist ein zentrales Werkzeug, um zurück in eine gesunde Cortisolbalance zu finden.

FORMEN VON ERHOLUNG

Erholung muss nicht immer ein Tag im Spa oder ein Urlaub sein. Oft genügen kleine, gezielte Impulse, um das Nervensystem spürbar zu entlasten und Cortisol auf natürliche Weise zu regulieren. Entscheidend ist weniger die Länge, sondern die Regelmäßigkeit und Qualität der Erholung. Im Folgenden werden einige Formen von Pausen beschrieben und es wird erklärt, wie du sie nutzen kannst.

Mikropausen (2 bis 5 Minuten)

Diese sind die kleinste, aber oft wirkungsvollste Form der Pause. Beispiele für Mikropausen sind:

- **Atempausen:** Nimm ein paar bewusste Atemzüge, beispielsweise indem du länger aus- als einatmest. Diese einfache Technik stimuliert den Vagusnerv und beruhigt den Puls (siehe Atemtechniken, Seite 118 f.).
- **Frische Luft schnappen:** Öffne ein Fenster und atme tief ein oder gehe kurz vor die Tür. Ein kleiner Wechsel der Umgebung kann Wunder wirken.
- **Reizpause für die Augen:** Schließe die Augen und entspanne die Stirn. Dadurch reduzierst du visuelle Reize und gönnst dem überlasteten Gehirn eine Pause.

Schon 3 Minuten Pause können messbar Herzfrequenz und Stresshormone senken. Studien fanden heraus, dass Mikropausen von wenigen Minuten den Cortisolspiegel senken können.[60,61] Es lohnt sich also, selbst kleinste Erholungsinseln in den Tag einzubauen.

Bewegungspausen

Körperliche Aktivität aktiviert nicht nur die Muskeln, sondern auch unsere neuronale Erholungsfähigkeit. Bewegung ist besonders hilfreich bei innerer Unruhe oder wenn die Energie stagniert. Beispiele hierfür sind:

- **Sanftes Dehnen:** Löse muskuläre Anspannungen durch Stretching, zum Beispiel im Nacken, in den Schultern oder der Hüfte. Das lockert verkrampfte Körperpartien, die durch Stress oft verspannen.
- **Kurze Spaziergänge:** 5 bis 10 Minuten gehen, idealerweise im Grünen oder zumindest an der frischen Luft. Tageslicht und Naturgeräusche beruhigen nachweislich das Nervensystem.[62]
- **Erdung:** Barfuß über den Boden gehen oder bewusst den Bodenkontakt beim Stehen spüren.

Körperliche Aktivität fördert den Abbau von Stresshormonen und setzt beruhigende Neurotransmitter frei, zum Beispiel GABA. Schon mäßige Bewegung senkt auf Dauer den Basiscortisolspiegel und hilft dem Körper, nach Stresssituationen schneller wieder in die Balance zu kommen.

Powernaps (10 bis 20 Minuten)

Ein echter Geheimtipp, um Fokus, Gedächtnisleistung und Resilienz wiederherzustellen, ist der kurze Mittagsschlaf. Wichtig ist, nicht länger als 20 Minuten zu schlafen, da der Körper sonst in den Tiefschlaf übergeht und man sich danach eher schlechter als davor fühlt. Vorteile des Powernaps sind:

- Hilft gegen das Nachmittagstief oder nach sehr anstrengenden Phasen, indem es dem Gehirn eine Reset-Möglichkeit gibt. Du fühlst dich wacher und kannst klarer denken.
- Fördert Neuroplastizität und emotionales Gleichgewicht, da während kurzer Schlafphasen das Gehirn Eindrücke und Emotionen verarbeitet, was die Stimmung stabilisiert.

TIPP

Ein **Powernap** wirkt am besten mit Vorbereitung: Dunkle den Raum ab oder nutze eine Augenmaske, sorge für Ruhe (zum Beispiel Ohrstöpsel) oder leise Entspannungsmusik, damit du schneller einschläfst.

Sinnespausen

Unsere Sinne stehen im Dauerfeuer: Lärm, visuelle Reize, Nachrichten, Gespräche – ständig prasseln Eindrücke auf uns ein. Eine gezielte Reizreduktion wirkt daher wie ein Kurzurlaub fürs Gehirn. Ideen für Sinnespausen sind:

- **Geräuschkulisse abstellen:** Nimm für ein paar Minuten die Kopfhörer ab, schalte Musik und Benachrichtigungen aus und genieße bewusst die Stille.
- **Augenpause:** Schließe die Augen oder schau ins Leere, um visuelle Reize zu minimieren. Besonders nach stundenlanger Bildschirmarbeit ist das eine Wohltat für Gehirn und Augen.
- **Duft- oder Klangoase:** Nutze gezielt einen angenehmen Duft (zum Beispiel ätherisches Lavendelöl) oder lausche einem beruhigenden Klang (Meeresrauschen, Waldgeräusche). Indem du dich auf einen Sinn fokussierst, fährt das Gehirn automatisch einen Gang herunter.

STRATEGIEN FÜR DEN ALLTAG

Erholung geschieht nicht »einfach so«, sie braucht Raum, Struktur und Bewusstsein. Untersuchungen zeigen, dass schon kurze, aber konsequent eingelegte Pausen Erschöpfung vorbeugen und die Leistungsfähigkeit steigern können.[63] Wer Pausen priorisiert, erhöht langfristig sogar die eigene Produktivität und nicht umgekehrt.

Pausen planen wie Meetings

Was nicht geplant ist, fällt meist unter den Tisch. Daher die goldene Regel: Plane Erholung bewusst ein. Nicht »irgendwann«, sondern mit festen Zeitfenstern, als wäre es ein wichtiges Meeting mit dir selbst. Dabei helfen folgende Empfehlungen:

- Trage dir Pausen als feste Termine in den Kalender ein. Dieser Eintrag ist deine Selbstfürsorge-Verabredung.
- Nimm auch kleine Zeitfenster ernst: Schon 5 bis 10 Minuten können einen Unterschied machen, wenn du sie konsequent einhältst. Wichtig ist die Verbindlichkeit, nicht die Länge.
- Kommuniziere deine Pausenzeiten gegebenenfalls an Kollegen oder Familie, damit klar ist, dass du in dieser Zeit nicht gestört werden möchtest.

Mittagspause: Weg vom Bildschirm

Die Mittagspause ist keine E-Mail-Zeit und keine Zeit, um auf Social Media zu scrollen. Sie ist eine Chance zur echten Regeneration – körperlich, geistig und emotional. Studien zeigen, dass Menschen, die wirklich abschalten und ihre Mittagspause genießen, kreativer sind und stressresistenter in den Nachmittag starten.[64, 65] Ohne die ständige Reizaufnahme kann sich das Gehirn erholen, was zu mehr Kreativität, Produktivität und weniger Stress führt.

Gestalte deine Mittagspause beispielsweise so:

- **In Ruhe essen:** Nimm deine Mahlzeit bewusst ein, ohne nebenbei auf Bildschirme zu starren. Langsames, ungestörtes Essen fördert die Verdauung und signalisiert deinem Körper Entspannung und Sicherheit.

- **Bewege dich danach:** Ein kurzer Spaziergang oder ein paar Dehnübungen nach dem Essen bringen den Kreislauf in Schwung und geben neue Energie für den Nachmittag. Schon 5 Minuten an der frischen Luft können Wunder wirken.
- **Digitaler Detox:** Vermeide während der Pause Nachrichten, Arbeits-Mails oder Social Media. Gönn auch deinem Geist eine Auszeit von ständigen Informationen.

Digitaler Feierabend: Offline runterfahren

Der Abend entscheidet maßgeblich über deine nächtliche Regeneration und damit auch über deinen Cortisolspiegel am nächsten Morgen. Ein bewusstes Runterfahren vor dem Schlafengehen ist essenziell, um Körper und Geist auf Ruhe einzustimmen. Achte dabei auf Folgendes:

- **Bildschirmfreie Zeit vor dem Schlaf:** Mindestens 30 bis 60 Minuten vor dem Zubettgehen sollten Handy, Laptop und sogar das Fernsehgerät ausgeschaltet bleiben. Elektronische Geräte senden blaues Licht aus, das die Produktion des Schlafhormons Melatonin unterdrückt und dich wach hält. Helles Raumlicht am späten Abend kann die Ausschüttung von Melatonin deutlich verzögern,[66] was deinen natürlichen Schlaf-Wach-Rhythmus stört.
- **Entspannungsrituale nutzen:** Gestalte die letzte Stunde des Tages mit beruhigenden Aktivitäten: Lesen (am besten ein Buch), sanfte Dehnübungen oder Yoga, eine Atemübung oder Meditation, Tagebuchschreiben bei gedimmtem Licht. All das signalisiert deinem Körper, dass die aktive Phase endet. Auch ein warmes Bad oder eine Tasse Kräutertee können helfen, herunterzukommen.
- **Mentaler Feierabend:** Versuche, gedanklich einen Schlussstrich unter den Tag zu ziehen. Das kann durch ein kleines Ritual geschehen, etwa indem du alle offenen Aufgaben und Sorgen für heute notierst und bewusst auf morgen verschiebst. Schaffe dir eine klare Grenze zwischen Arbeit, Alltag und Schlafenszeit.

TIPP

Es geht nicht darum, den Alltag perfekt durchzuplanen, sondern darum, bewusst **Pausenräume** zu schaffen, die dich aus der Daueranspannung holen. Schon kleine Veränderungen in der Tagesstruktur können einen großen Einfluss auf deinen Cortisolhaushalt, deine Energie und dein Wohlbefinden haben. Beginne in kleinen Schritten und du wirst sehen: Nach und nach entsteht eine Pausenkultur in deinem Leben, die dich leistungsfähiger, resilienter und gesünder macht.

Mindset-Übungen, Selbstliebe, Raum für Sicherheit

Regulation beginnt nicht nur im Körper, sondern auch in unseren Gedanken – in der Art, wie wir mit uns selbst sprechen, uns wahrnehmen und begleiten. Ein liebevolles Mindset, Selbstmitgefühl und innere Sicherheit sind wie nährender Boden für Regulation und Erholung. In diesem Kapitel findest du Übungen, die dich dabei unterstützen, deine innere Haltung zu stärken, Selbstliebe aufzubauen und deinem Nervensystem ein verlässliches Zuhause zu bieten.

INNERER DIALOG UND SELBSTLIEBE

Nicht nur äußere Umstände, sondern auch unser innerer Dialog kann erheblichen Stress verursachen. Perfektionismus, ständige Selbstkritik, Schuldgefühle oder das Gefühl, immer die Kontrolle behalten zu müssen, sind häufige innere Stressverstärker und wirken wie ein ständiger Alarmknopf für die HPA-Achse.

Dein Körper soll sich wohl- und sicher fühlen, damit Heilung stattfinden kann. Das bedeutet, dass du an erster Stelle kommst! Pflege bewusst mehr Selbstliebe und zeige deinem Körper, dass er nicht ständig im Alarmzustand gegen deinen Geist ankämpfen muss. Indem du dir selbst mitfühlend begegnest, sendest du deinem Nervensystem Signale von Sicherheit. Dieses Gefühl aktiviert den parasympathischen Ruhemodus und fährt die Stressreaktionen herunter. Studien untermauern, dass positive Emotionen wie Selbstmitgefühl über vagale Bahnen (das heißt den *Nervus vagus* als Hauptnerv des Parasympathikus) die Sympathikusaktivität senken und so Angst und Stress reduzieren.[67, 68] Kurz gesagt: Wenn du dich geborgen fühlst, kommt dein Körper vom Kampf-und-Flucht-Modus in den Heilungsmodus.

Negative Gedanken und Selbstkritik aktivieren im Gehirn vor allem das limbische System, hier sitzt zum Beispiel die Amygdala (das Angstzentrum). Sie schlägt Alarm und feuert das Stresssystem an. Selbstabwertende innere Dialoge lösen so ständig Gefahr im Körper aus, selbst wenn real nichts Bedrohliches passiert. Positive Affirmationen und ein mitfühlender innerer Dialog können diesen Kreislauf durchbrechen. Hirnscans zeigen, dass Selbstaffirmation die Aktivität in Gehirnarealen reduziert, die für Bedrohungsverarbeitung zuständig sind.[69] Gleichzeitig werden Bereiche für positive Emotionen und Belohnungsverarbeitung aktiviert. Dein präfrontaler Kortex übernimmt sozusagen wieder das Ruder und beruhigt das Alarmzentrum.

Mit etwas Übung baut das Gehirn durch positive Selbstgespräche auch wieder neue neuronale Pfade auf. Das heißt, es fällt dir immer leichter, zu den positiven Gedanken zurückzukehren, statt in negative Muster abzugleiten. Langfristig stärkt das dein Selbstwertgefühl und deine Stressresilienz.

Innere Antreiber erkennen

Antreibende innere Stimmen oder Glaubenssätze, die uns ständig kritisieren, können in unserem Gehirn als permanente Stressoren wirken. Innere Antreiber zu erkennen ist daher der erste Schritt. Wir müssen uns bewusst machen, welche Glaubenssätze in uns diesen permanenten Alarm auslösen. Typische Beispiele für solche Glaubenssätze sind:

- »Ich muss stark sein.«
- »Ich darf keine Fehler machen.«
- »Ich muss es allen recht machen.«
- »Ich bin erst wertvoll, wenn ich leiste.«

Solche inneren Programme lösen Daueranspannung und emotionale Erschöpfung aus, selbst wenn die äußeren Bedingungen gar nicht so dramatisch sind.

Das Gegenmittel zu destruktiven inneren Antreibern ist ein freundlicher, mitfühlender innerer Dialog. Das Ziel besteht darin, Selbstmitgefühl zu kultivieren, also mit sich selbst so zu sprechen, wie man es liebevoll auch mit einer guten Freundin oder einem guten Freund tun würde.

Erste Schritte zu einem gesünderen inneren Dialog sind:

- **Wahrnehmung:** Achte bewusst auf deine Gedanken in Stressmomenten. Würdest du so mit einer Freundin oder einem Freund sprechen?
- **Umschreibung:** Ersetze harte Gedanken durch konstruktive Varianten. Aus »Ich habe versagt« wird zum Beispiel »Ich habe mein Bestes gegeben und ich darf daraus lernen«.
- **Erlaubnis statt Forderung:** Gib dir selbst die Erlaubnis, Pausen zu machen, Hilfe anzunehmen, Fehler zu machen – ohne schlechtes Gewissen.

RAUM FÜR SICHERHEIT SCHAFFEN

Stress entsteht nicht nur durch äußere Anforderungen, sondern vor allem durch das Gefühl von Unsicherheit im Inneren. Der Schlüssel zur nachhaltigen Stressregulation liegt darin, deinem Körper wieder ein Gefühl von Sicherheit zu vermitteln. Erst dann kann sich das autonome Nervensystem beruhigen, und Gleichgewicht wird wieder möglich. Was dem Körper das Gefühl von Sicherheit vermittelt, ist individuell unterschiedlich. Typische Sicherheitsquellen können sein:

- **Wärme:** eine Wärmflasche, ein Bad, Sonnenstrahlen
- **Druck:** eine schwere Decke, Umarmungen, der eigene Körper in Embryohaltung
- **Natur:** Vogelstimmen, Bäume, Wind auf der Haut
- **Musik:** Lieder, die du mit positiven Erinnerungen verbindest
- **Berührung:** Massage, sanftes Streichen über die Haut, Barfußlaufen
- **soziale Verbindung:** Augenkontakt und Gespräche mit Freundinnen und Freunden, mit der Familie, der Partnerin oder dem Partner

Probiere aus und beobachte, was dich wirklich beruhigt, sowohl mental als auch körperlich. Du kannst auch sogenannte Sicherheitsanker identifizieren: Das sind kleine, konkrete Erinnerungen im Alltag, die dein System mit Sicherheit und Ruhe verknüpft. Mögliche Anker sind:

- dein Lieblingsplatz (Sessel, Bett, Naturplatz)
- eine bestimmte Musik oder Klangfrequenz
- ein Duft, zum Beispiel Lavendel, Vanille, ein Parfum aus Kindheitstagen

- eine Person, bei der du dich »ganz du selbst« fühlst
- eine Geste, zum Beispiel die Hand aufs Herz legen oder sich selbst an den Schultern halten

TIPP

Schreibe dir drei bis fünf dieser **Anker** auf und baue sie bewusst in deinen Alltag ein. Schon wenige Sekunden bewusste Verbindung mit einem dieser Reize können deine Physiologie positiv beeinflussen.

Der Körper reguliert sich nicht durch Worte, sondern durch Erfahrungen von Sicherheit. Wenn du lernst, bewusst Räume und Reize zu schaffen, die dein Nervensystem beruhigen, veränderst du nicht nur deinen Zustand, sondern du trainierst auch Resilienz auf Zellebene.

ÜBUNGEN FÜR MEHR SELBSTMITGEFÜHL UND SICHERHEIT

Studien zeigen, dass Menschen mit einem liebevollen Umgang mit sich selbst niedrigere Cortisolwerte, bessere Emotionsverarbeitung und eine höhere Vagusaktivität aufweisen, das heißt, sie können sich selbst schneller aus dem Stressmodus holen.[70, 71]

Die im Folgenden beschriebenen einfachen, aber wirksamen Übungen können dir dabei helfen, innere Sicherheit, Ruhe und Selbstliebe aufzubauen.

Loving-Kindness-Meditation

Diese Meditation aus der buddhistischen Achtsamkeitspraxis stärkt gezielt Mitgefühl – für andere und dich selbst. Sie wirkt stressregulierend und aktiviert den Vagusnerv. Diese Meditation verläuft typischerweise wie folgt:

- Setze dich ruhig hin, schließe die Augen.
- Wiederhole innerlich Sätze wie:
  - »Mögen andere und ich glücklich sein.«
  - »Mögen andere und ich gesund sein.«
  - »Mögen andere und ich sicher und in Frieden leben.«
- Spüre dabei, wie du dir selbst wohlwollende Präsenz schenkst.

Journaling

Beim expressiven Schreiben über belastende Gefühle oder Gedanken kann eine übermäßige limbische Aktivierung reduziert werden, während gleichzeitig präfrontale, sprachlich-reflektierende Hirnareale aktiviert werden. Dadurch verarbeitet das Gehirn Stress in Worte und kann ihn besser loslassen. Studien zeigen, dass regelmäßiges Tagebuchschreiben tatsächlich zu einer Senkung des Cortisolspiegels führt.[72] Journaling schafft also Raum im Nervensystem, indem es inneren Druck ablässt.

Zusätzlich fördert es einen Perspektivwechsel. Wie eine Art Selbsttherapie ermöglicht das Schreiben, innere Antreiber zu entlarven und negativ verzerrte Gedanken zu relativieren. Indem wir unsere Sorgen und Grübeleien aufs Papier bringen, entlasten wir Geist und Gehirn. Die Folgen sind messbar weniger Stresssymptome und häufig auch ein besserer Schlaf.

Außerdem kann uns Journaling auch dabei helfen, unsere Aufmerksamkeit wieder mehr auf unsere Erfolge und positiven Ereignisse zu richten, indem wir gezielt aufschreiben, wofür wir an dem Tag besonders dankbar waren, was uns gutgetan hat, was wir heute für uns selbst getan haben und was wir erreicht haben. Der Prozess des Schreibens muss nicht lange dauern. Es genügen 3 Minuten abends als kleine Einschlafroutine.

Körperreisen und somatische Achtsamkeit

Emotionen sind nicht nur im Kopf, sie wohnen tatsächlich auch in unserem Körper. Eine Körperreise führt mit der Aufmerksamkeit durch den eigenen Körper und hilft, Anspannungen zu lösen sowie ein Gefühl von Verkörperung und Sicherheit im eigenen Körper zu vermitteln. Du spürst ohne Bewertung, wo Anspannung, Leere oder Ruhe vorhanden ist. Diese achtsame Zuwendung wirkt wie ein neurologisches Gegensignal zur Alarmbereitschaft.

Das Konzept basiert auf der Interozeption – der Fähigkeit, innere Körperempfindungen bewusst wahrzunehmen. Studien zeigen, dass Menschen mit höherer interozeptiver Bewusstheit besser mit Stress umgehen können, niedrigere Cortisolspiegel aufweisen und eine höhere Aktivität im präfrontalen Cortex und Vagus zeigen.[73]

Aus neurologischer Sicht stärkt die Körperreise die Kommunikation zwischen Gehirn und Körper (»interozeptives Bewusstsein«) und beruhigt das Stresszentrum. Die Körperreise vermittelt dem Nervensystem: Es ist sicher, ganz im Körper und im Hier und Jetzt zu sein. Anstatt wie bei Stress üblich den Körper zu verlassen (dissoziieren) oder Spannungen zu ignorieren, wird bei der Körperreise jeder Körperregion liebevolle Aufmerksamkeit geschenkt. Dies fördert einerseits die Muskelentspannung und andererseits auch die emotionale Regulation (man freundet sich mit den Empfindungen des eigenen Körpers an).

ÜBUNG

Mini-Übung für mehr Achtsamkeit:

1. Lenke deine Aufmerksamkeit auf deinen Körper.
2. Frage dich: »Wo in meinem Körper spüre ich heute Ruhe?«
3. Vielleicht im Bauch, im Brustkorb, in den Händen.

Verweile für 1 bis 2 Minuten mit der Aufmerksamkeit an diesem Ort.

Affirmationen

Neurowissenschaftlich betrachtet aktivieren Affirmationen – frei übersetzt »Bestätigung«, »Bekräftigung« – Hirnareale, die mit Selbstbewusstsein, Entscheidungsfindung und Emotionsregulation verbunden sind. Studien zeigen, dass positive Affirmationen die Aktivität in Belohnungszentren steigern und gleichzeitig limbische Stressmuster dämpfen.[74, 75] Affirmationen stärken so den »inneren Beruhigungston« im Gehirn und helfen dabei, angstbesetzte Gedanken umzuschreiben.

Besonders wirksam sind verkörperte Affirmationen – also solche, die mit körperlicher Präsenz oder Berührung kombiniert werden (zum Beispiel beim Aussprechen eine Hand auf das Herz legen).

Wichtig für die Wirksamkeit von Affirmationen ist die emotionale Kongruenz. Sätze wie »Ich bin sicher« oder »Ich darf loslassen« müssen nicht sofort geglaubt, aber zumindest als Möglichkeit innerlich gespürt werden. Daher empfehlen sich sanft formulierbare Affirmationen wie:

- »Ich bin in diesem Moment sicher.«
- »Ich darf Schritt für Schritt gehen.«
- »Ich bin gut genug, so wie ich bin.«
- »Ich darf mich ausruhen, ohne etwas leisten zu müssen.«

Möchtest du Affirmationen nutzen, können folgende Ratschläge hilfreich sein:

- Wähle 2 bis 3 Affirmationen, die dich besonders ansprechen.
- Wiederhole sie regelmäßig, zum Beispiel morgens beim Zähneputzen, abends im Bett, in Stressmomenten.
- Verbinde sie mit ruhiger Atmung oder einer beruhigenden Geste, zum Beispiel Hand aufs Herz.
- Schreibe sie auf kleine Kärtchen und platziere sie an Orten, die du häufig siehst.

Selbstberührung

Berührung ist eines der kraftvollsten Signale von Sicherheit und das nicht nur, wenn sie von anderen kommt. Auch Selbstberührung kann das Nervensystem spürbar beruhigen, den Vagusnerv aktivieren und die Ausschüttung von Oxytocin fördern. Dieses Bindungshormon senkt den Cortisolspiegel und stärkt das Gefühl von Geborgenheit und innerer Verbundenheit.

Aus neurobiologischer Sicht wirkt Selbstberührung wie ein soziales Feedback-System. Das Gehirn interpretiert sie als Zeichen: »Ich bin nicht allein, ich bin versorgt.« Studien zeigen, dass achtsame Selbstberührung, zum Beispiel die Hand auf der Brust oder sanftes Streichen über die Arme, limbische Alarmmuster reduziert und den Vagus aktiviert.[76]

Besonders in Momenten von Überforderung, Angst oder innerer Leere kann Selbstberührung ein wirksames Mittel sein, um wieder ins Hier und Jetzt zurückzukehren.

ÜBUNG

Beispielübungen zur Selbstberuhigung

Hand aufs Herz

1. Lege deine rechte oder linke Hand flach auf die Brust.
2. Atme tief ein und aus, während du den sanften Druck der Hand spürst.
3. Sage dir innerlich beruhigende Worte, zum Beispiel »Ich bin hier. Ich darf mich jetzt sicher fühlen.«
4. Bleibe 1 bis 2 Minuten in dieser Haltung.

Butterfly Hug

1. Überkreuze deine Arme vor der Brust, sodass die Fingerspitzen jeweils auf den gegenüberliegenden Oberarmen liegen.
2. Klopfe abwechselnd und langsam mit jeder Hand sanft auf den Arm.
3. Halte den Rhythmus ruhig und regelmäßig (zum Beispiel wie einen Herzschlag).
4. Atme dabei bewusst und spüre die rhythmische Berührung.

Handflächenkontakt

1. Lege beide Hände ineinander oder halte deine Handflächen aneinander.
2. Spüre die Temperatur, den Druck, die Struktur deiner Haut.

Diese einfache Geste wirkt bei vielen Menschen sofort erdend, vor allem in sozialen Stressmomenten.

Selbstberührung ist ein unmittelbarer Weg, Fürsorge für sich selbst körperlich spürbar zu machen. Sie erinnert den Körper an seine Fähigkeit, sich selbst zu halten, und kann so in turbulenten Momenten zu einem inneren Anker werden. Je regelmäßiger du diese Form der Selbstzuwendung übst, desto tiefer verankert sich das Gefühl »Ich bin für mich da. Ich kann mich beruhigen. Ich bin sicher«.

Trigger erkennen

Ein zentraler Bestandteil emotionaler Sicherheit ist die Fähigkeit, eigene Trigger frühzeitig zu erkennen. Trigger sind Reize – oft klein und unscheinbar –, die das Nervensystem abrupt in Alarmbereitschaft versetzen. Sie lösen in Sekundenbruchteilen alte emotionale Muster oder körperliche Stressreaktionen aus. Häufig stammen sie aus früheren Erfahrungen, die das Gehirn noch nicht vollständig verarbeitet hat. Das Resultat: Der Körper reagiert, als wäre Gefahr im Verzug, mit erhöhter Muskelanspannung, flacher Atmung, Grübeln oder sozialem Rückzug.

Das Erkennen von Triggern ist ein Akt der Achtsamkeit, nicht der Kontrolle. Es geht nicht darum, sie sofort zu verändern, sondern sie wahrzunehmen, zu benennen und dadurch ihre Macht zu verringern. Studien zeigen, dass allein das bewusste Benennen (»Ich merke, dass ich gerade getriggert bin«) die Aktivität in der Amygdala reduziert und den präfrontalen Kortex stärkt.[77,78]

Mini-Übung zur Triggerwahrnehmung

1. Nimm dir einen Moment der Ruhe.
2. Erinnere dich an eine kürzliche Situation, in der du dich plötzlich unwohl, gereizt oder überfordert gefühlt hast.
3. Spüre nach: Was war der Auslöser? Was hast du im Körper gespürt? Welche Gedanken kamen hoch?
4. Schreibe diese Eindrücke auf. So entsteht ein persönliches Triggerprofil, quasi eine liebevolle Landkarte deiner wunden Punkte.

Überlege, wie du dein bisheriges Verhalten anpassen kannst, um in Zukunft weniger von diesen Situationen getriggert zu werden. Schaffe in den Situationen bewusst Raum (zum Beispiel durch bewusstes, tiefes Einatmen, bevor du reagierst), um dann auch anders reagieren zu können.

ÜBUNG

Das regelmäßige Erforschen solcher Muster stärkt die Selbstwahrnehmung, fördert Selbstmitgefühl und ermöglicht es, im nächsten Stressmoment bewusster und regulierter zu reagieren.

Traumata behutsam erkennen

Unverarbeitete seelische Wunden – also Entwicklungstraumata, Bindungsverletzungen oder Schockreaktionen – hinterlassen Spuren im Nervensystem. Sie zeigen sich weniger in Erinnerungen als in Körperempfindungen: als chronische Anspannung, Übererregbarkeit, Erschöpfung oder das Gefühl, ständig »in Alarmbereitschaft« zu sein. Trauma bedeutet nicht zwingend ein dramatisches Ereignis, sondern vielmehr eine Erfahrung, die das Nervensystem überfordert hat, ohne dass es sich danach wieder vollständig regulieren konnte.

Selbstmitgefühl spielt eine zentrale Rolle in der Traumaheilung. Wenn wir beginnen, den Reaktionen unseres Körpers nicht länger mit Ablehnung, sondern mit Neugier und Fürsorge zu begegnen, entsteht ein sicherer innerer Raum. Die moderne Traumatherapie spricht hier von »Neuverhandlung«. Nicht das Ereignis, sondern die heute im Körper gespeicherten Reaktionsmuster stehen im Zentrum.

ÜBUNG

Somatische Mini-Übung zur Trauma-Achtsamkeit

1. Lege eine Hand auf dein Herz oder deinen Bauch.
2. Sage dir innerlich: »Ich spüre dich, Körper. Ich sehe, dass du dich schützen willst.«
3. Atme bewusst tief durch die Nase ein, lange durch den Mund aus.
4. Verweile einen Moment mit dieser liebevollen Präsenz.

Wichtig: Diese Übungen ersetzen keine Therapie, können aber als unterstützendes Element in einem sicheren Rahmen sehr heilsam wirken. Sie helfen dem Nervensystem zu spüren: Ich bin jetzt nicht mehr in Gefahr – ich bin heute in Sicherheit.

Kreativität als Ressource

Kreative Ausdrucksformen – Malen, Schreiben, Tanzen, Singen, Musizieren – sind nicht nur künstlerische Tätigkeiten, sondern neurobiologische Werkzeuge zur Stressverarbeitung. Kreativität spricht vor allem die rechte Gehirnhälfte an, die für Bildsprache, Intuition und ganzheitliche Wahrnehmung zuständig ist – also genau jener Teil, der in stressigen Phasen oft übergangen wird. Durch kreatives Tun können wir nonverbal verarbeitete Gefühle zum Ausdruck bringen und so inneren Druck auf sanfte Weise entladen.

Studien zeigen, dass kreatives Arbeiten, besonders wenn es absichtslos und spielerisch erfolgt, den Parasympathikus aktiviert, den Cortisolspiegel senkt und das emotionale Erleben stabilisiert.[79, 80] Es entsteht ein Zustand von »Flow«, in dem das Zeitgefühl verschwindet und eine tiefe Ruhe einkehren kann.

Mit diesen Ideen kannst du kreativ etwas für die Pflege deines Nervensystems tun:

- Male spontan mit Wasserfarben, ohne Plan, einfach den Farben folgen.
- Schreibe ein paar Minuten einen »Free-Flow-Text« – alles, was dir in den Sinn kommt, ohne Bewertung.
- Bewege dich zu Musik, die dich berührt.

Es geht dabei nicht um Leistung oder Ergebnis, sondern um das Wiederfinden innerer Stimmigkeit. Kreativität stellt dem Nervensystem eine Art inneres Spielzimmer zur Verfügung – einen Raum, in dem Sicherheit, Neugier und Ausdruck gleichzeitig existieren dürfen.

DEN KÖRPER STÄRKEN

Ein reguliertes Nervensystem braucht ein stabiles Fundament und dieses entsteht durch körperliche Selbstfürsorge. Ernährung, Schlaf und Bewegung sind dabei keine Nebenschauplätze, sondern zentrale Regulatoren für deinen Cortisolhaushalt. In diesem Kapitel erfährst du, wie du deinen Körper durch nährstoffreiche Mahlzeiten, erholsamen Schlaf und achtsame Bewegung stärkst.

Ernährung für ein gesundes Cortisolgleichgewicht

Was und wie wir essen, beeinflusst die HPA-Achse und den Cortisolstoffwechsel erheblich, sowohl kurzfristig (durch akute Änderungen im Blutzucker oder Nährstoffangebot) als auch langfristig (durch Körperzusammensetzung, Entzündungsniveau und Nervenfunktionen).

Ungünstige Ernährungsweisen, zum Beispiel eine typische »westliche« Kost, die reich an Zucker, verarbeitetem Fett und arm an Mikronährstoffen ist, können die HPA-Achse negativ beeinflussen. Studien zeigen, dass eine solche proentzündliche Ernährung mit höherem wahrgenommenem Stress und sogar erhöhten Cortisolwerten einhergeht.[81,82,83] Umgekehrt unterstützen nährstoffdichte Ernährungsformen einen ausgeglichenen Cortisolrhythmus. Dazu gehört zum Beispiel die Mittelmeer-Diät mit viel Gemüse, Obst, Vollkorn und gesunden (pflanzlichen) Fetten. Allgemein empfehlen Expertinnen und Experten eine abwechslungsreiche Ernährung mit reichlich Obst, Gemüse, Vitaminen (besonders C, E, B) sowie Mineralstoffen (zum Beispiel Magnesium, Zink) und sekundären Pflanzenstoffen, um die HPA-Achse zu unterstützen. Diese versorgt den Körper mit erforderlichen Co-Faktoren für die Cortisolproduktion und -regulation und wirkt gleichzeitig entzündungshemmend, was chronischen Stressreaktionen entgegenwirkt.

BLUTZUCKERSTABILITÄT

Ein stabiler Blutzuckerspiegel ist ein Schlüsselfaktor für ein gesundes Cortisolgleichgewicht. Sinkt der Blutzucker stark ab (zum Beispiel bei langem Fasten oder nach dem Konsum schnell resorbierbarer Kohlenhydrate mit anschließender »Insulinspitze«, also dem sehr raschen Anstieg von Insulin), reagiert der Körper mit einer Stressantwort: Er schüttet gegenregulatorische Hormone aus, insbesondere Glukagon, Adrenalin und zeitlich etwas verzögert auch Cortisol, um den Blutzucker wieder anzuheben.

Allerdings führt ein ständig schwankender Blutzucker (durch unregelmäßige Mahlzeiten oder zuckerreiche Snacks) zu wiederholten Cortisolausstoßschüben, was den Körper dauerhaft in Alarm versetzt. Diese Achterbahnfahrt des Blutzuckers belastet die Nebennieren. Umgekehrt wirkt eine stabile Blutzuckerkurve beruhigend auf die HPA-Achse: Bleibt der Blutzucker im physiologischen Bereich, entfällt ein großer interner Stressor. Praktisch bedeutet das, durch Ernährung Blutzuckerschwankungen zu minimieren.

Folgende Gewohnheiten sind hier hilfreich:

- Proteine und Fette zu jeder Mahlzeit (keine »nackten Kohlenhydrate«)
- Frühstück innerhalb der ersten 60 Minuten nach dem Aufwachen
- regelmäßige Mahlzeiten alle 4 bis 6 Stunden
- komplexe Kohlenhydrate (zum Beispiel Hafer, Linsen, Hirse, Quinoa) statt Zucker oder Weißmehl

MAKRONÄHRSTOFFVERTEILUNG

Eine ausgewogene Makronährstoffverteilung (Proteine, Fette und Kohlenhydrate in angemessener Menge) ist essenziell für die Regeneration und Funktion der Nebennieren. Jede der drei Makronährstoffklassen spielt eine spezifische Rolle für den Cortisolhaushalt:

Proteine (Eiweiße)

Die Nebennieren und das Immunsystem benötigen ausreichend Aminosäuren. Chronisch erhöhtes Cortisol führt dazu, dass vermehrt Körpereiweiß abgebaut wird, um daraus Glukose herzustellen. Eine proteinreiche Ernährung (insbesondere verteilt über den Tag) bietet dem Körper genug Baustoff, ohne dass Muskulatur abgebaut werden muss, und stabilisiert dadurch indirekt den Blutzucker sowie die Leistungsfähigkeit. Zudem sind bestimmte Aminosäuren Vorstufen für Neurotransmitter, die das Stresslevel beeinflussen (etwa Tryptophan für Serotonin oder Tyrosin für Dopamin). Zu wenig Protein kann die Nebennierenfunktion beeinträchtigen. Daher wird bei Stress und Erschöpfung oft empfohlen, jede Mahlzeit mit einer guten Eiweißquelle zu versehen (zum Beispiel Fisch, mageres Fleisch, Hülsenfrüchte, Eier oder Milchprodukte), um den Blutzucker konstant zu halten und die Regeneration des Gewebes zu unterstützen.

Fette

Hochwertige Nahrungsfette sind für die Hormongesundheit unabdingbar. Cholesterin ist der biochemische Ausgangsstoff für Cortisol und andere Steroidhormone. Die Nebennieren benötigen also eine ausreichende Zufuhr an essenziellen Fettsäuren und Cholesterin, um Cortisol synthetisieren zu können. Gesunde Fette (wie Omega-3-Fettsäuren aus Fisch, Lein- oder Chiasamen, einfach ungesättigte Fette aus Olivenöl oder Nüssen) wirken zudem entzündungshemmend und können die Stressreaktion abmildern. Eine sehr fettarme Diät würde die Bereitstellung dieser Bausteine erschweren. Allerdings kommt es auf die Art der Fette an: Transfette und übermäßige gesättigte Fette (häufig in stark verarbeiteten Lebensmitteln) fördern Entzündungen und können langfristig die HPA-Achse negativ beeinflussen, wohingegen Omega-3-Fette entzündungsmodulierend wirken.

Kohlenhydrate

Komplexe Kohlenhydrate (Vollkornprodukte, Gemüse, Hülsenfrüchte) liefern gleichmäßig Energie und Ballaststoffe, was zu einem stabilen Blutzucker und einer gleichmäßigen Insulinausschüttung führt. So werden unnötige Cortisolanstiege – etwa infolge von Heißhunger durch Unterzucker – vermieden. Ein überhöhter Konsum von raffiniertem Zucker hingegen kann über Insulinreaktionen Cortisolspitzen provozieren und Entzündungsprozesse fördern.

MIKRONÄHRSTOFFVERSORGUNG

Neben den Makronährstoffen spielt eine Reihe von Vitaminen und Mineralstoffen eine besondere Rolle für einen gesunden Cortisolstoffwechsel. Insbesondere die im Folgenden genannten Mikronährstoffe sind von Bedeutung.

Magnesium (Mg)

Magnesium wirkt als natürlicher Gegenspieler im Stresssystem. Es beruhigt das Nervensystem und hemmt eine übermäßige Freisetzung von Stressmediatoren. Chronischer Stress führt zu Magnesiumverlust (vermehrte Ausscheidung) und ein Magnesiummangel begünstigt wiederum eine Überaktivierung der HPA-Achse. Studien zeigen, dass andauernder Stress den intrazellulären Magnesiumspiegel senken kann und so eine Art Teufelskreis entsteht.[84, 85] Ausreichend Magnesium (durch grüne Gemüse, Nüsse, Samen, Vollkorn oder gegebenenfalls Supplemente) kann dem entgegenwirken.

Vitamin B5 (Pantothensäure)

Dieses B-Vitamin ist essenziell für die Synthese von Coenzym A, welches für die Produktion von Steroidhormonen (einschließlich Cortisol) benötigt wird. Pantothensäure wird daher oft als »Nebennieren-Vitamin« bezeichnet. Tatsächlich zeigen Tierstudien, dass eine Supplementierung von Vitamin B5 die Fähigkeit der Nebennieren steigern kann, Corticosteroide auszuschütten.[86, 87] Umgekehrt könnte ein Mangel die Cortisolproduktion limitieren. Gute Vitamin-B5-Quellen sind zum Beispiel Leber, Eigelb, Avocado, Pilze und Vollkornprodukte.

Vitamin B6 (Pyridoxin)

B6 ist als Co-Faktor an zahlreichen Stoffwechselwegen beteiligt, unter anderem an der Synthese von Neurotransmittern (Serotonin, GABA), die die Stressantwort mitsteuern. Interessanterweise scheint Vitamin B6 auch direkt die Wirkung von Cortisol im Stoffwechsel zu beeinflussen. Es verhindert einerseits übermäßige Cortisolausschüttung und unterstützt andererseits die normale Funktion des Cortisols im Energiehaushalt. Zusammen mit Magnesium zeigt Vitamin B6 in Studien eine verstärkte stressreduzierende Wirkung .[88, 89, 90] Enthalten ist Vitamin B6 unter anderem in Fisch, Geflügel, Kartoffeln, Bananen und Kichererbsen.

Vitamin B12 (Cobalamin)

Vitamin B12 ist vor allem für die Nervenfunktion und Blutbildung bekannt. Indirekt spielt es aber auch für die HPA-Achse eine Rolle, da ein gut funktionierendes zentrales Nervensystem Voraussetzung für die feine Regulation der Stressachse ist. Vitamin B12 hilft, die Myelinscheiden der Nerven zu erhalten und Homocystein abzubauen – erhöhte Homocysteinspiegel (bei Vitamin-B12-Mangel) werden mit Stimmungsschwankungen und Stressanfälligkeit in Verbindung gebracht. Vitamin B12 verbessert auch die kognitive Funktion und kann so die Stressresilienz erhöhen. Wer ausreichend Vitamin B12 (aus Fleisch, Fisch, Eiern, Milchprodukten oder Supplementen) hat, bietet seinem Körper also eine bessere Basis, um Stressreaktionen zu puffern.

Vitamin C (Ascorbinsäure)

Vitamin C ist in hoher Konzentration in den Nebennieren gespeichert und dort an der Produktion von Cortisol beteiligt. Es fungiert als wichtiger Co-Faktor bei der Umwandlung von Dopamin in Noradrenalin im Nebennierenmark und schützt die Zellen vor oxidativem Stress. Unter Belastung verbrauchen die Nebennieren vermehrt Vitamin C. Studien belegen, dass Vitamin C wie ein natürliches »Stressschutz«-Vitamin wirkt.[91,92] Vitamin C unterstützt die Rückkehr zum Gleichgewicht, indem es die durch Stress entstehenden freien Radikale neutralisiert und so die Nebenniere entlastet. Eine ausreichende Versorgung (aus zum Beispiel Zitrusfrüchten, Beeren, Paprika, Kohl oder Ergänzungen) trägt dazu bei, die Cortisolregulation zu normalisieren.

Zink (Zn)

Zink erfüllt viele Funktionen im Körper, unter anderem im Immunsystem und als Co-Faktor antioxidativer Enzyme. Bezüglich Stress hat Zink einen dämpfenden Effekt auf die HPA-Achse.[93,94] Ein Zinkmangel führt nachweislich zu einer verstärkten HPA-Aktivität und höheren Cortisolkonzentrationen. Umgekehrt wird vermutet, dass Zink die Cortisolreaktion abpuffern kann, vermutlich indem es die zentrale Freisetzung von CRH/ACTH hemmt und die Sensibilität der Cortisolrezeptoren beeinflusst. Chronischer Stress verbraucht Zink (ähnlich wie Magnesium) verstärkt, außerdem geht Zink über den Schweiß verloren. Nahrungsmittel mit hohem Zinkgehalt (Fleisch, Meeresfrüchte wie Austern, Kürbiskerne, Hülsenfrüchte) oder ein gut dosiertes Supplement (zum Beispiel 15 bis 30 Milligramm pro Tag können daher bei Stresszuständen sinnvoll sein.

Selen (Se)

Selen ist Bestandteil der Glutathionperoxidase, eines wichtigen antioxidativen Enzyms, und hat dadurch eine zentrale Rolle im oxidativen Stressschutz. Bei chronischem Stress entstehen viele sogenannte freie Radikale. Diese Moleküle können verschiedene Organe und Organsysteme im Körper schädigen. Ausreichend Selen hilft, die freien Radikale zu neutralisieren und die Zellen (auch die Nebennieren) zu schützen.

Außerdem kann ein schwerer Selenmangel auch die Cortisolproduktion beeinträchtigen. Beispielsweise wurde beobachtet, dass Selenmangel die Steroidproduktion in der Nebenniere hemmen und zu insuffizienten Cortisolantworten führen kann.[95,96] Gute Selenquellen sind Paranüsse (schon 1 bis 2 Nüsse decken den Tagesbedarf), Fisch, Innereien und Eier.

Natrium (Na) und Kalium (K)

Kalium und Natrium sind für den gesamten Körper sehr wichtige Elektrolyte, die unter Kontrolle von Aldosteron im Gleichgewicht gehalten werden. Cortisol hat in hoher Konzentration mineralocorticoide Nebenwirkungen, das heißt, es kann ähnlich wie Aldosteron wirken: Natrium wird im Körper zurückgehalten und Kalium vermehrt über den Urin ausgeschieden. Chronisch erhöhte Cortisolspiegel tragen daher oft zu Bluthochdruck, erhöhten Natriumspiegeln und einem Kaliummangel (Hypokaliämie) im Gewebe bei. Moderne westliche Ernährungsweisen liefern tendenziell zu viel Salz und zu wenig Kalium, was durch Stress weiter verschlechtert wird. Kaliumreiche Kost (zum Beispiel grünes Blattgemüse, Avocado, Banane, Kartoffeln, Bohnen) hilft, das durch Cortisol verschobene Verhältnis auszugleichen und die elektrische Stabilität der Zellen (besonders in Nerven und Herz) zu gewährleisten.

Vitamin D

Vitamin D ist nicht nur für den Knochenstoffwechsel wichtig, sondern spielt auch eine zentrale Rolle bei der Immun- und Stressregulation. Der Vitamin-D-Rezeptor ist in vielen Hirnregionen vertreten, die an der HPA-Achse beteiligt sind. Das bedeutet, dass Vitamin D in allen diesen Bereichen eine wichtige Funktion hat. Studien zeigen, dass niedrige Vitamin-D-Spiegel mit erhöhter Stressanfälligkeit, depressiven Verstimmungen und einer Dysregulation der Cortisolantwort in Verbindung stehen.[97,98]

Vitamin D moduliert entzündliche Prozesse und hilft, die Immunaktivität in stressreichen Phasen zu balancieren – ein wichtiger Punkt, da chronischer Stress oft mit stiller Entzündung *(low-grade inflammation)* einhergeht.

Gute Quellen für Vitamin D sind Sonnenlicht (Vitamin D wird unter Einfluss von UV-Strahlung in der Haut produziert!), fetter Fisch, Lebertran, Eier, Pilze (UV-behandelt).

Aminosäuren

Aminosäuren als kleinste Bestandteile von Eiweiß sind die Bausteine von Neurotransmittern und Hormonen, darunter auch Dopamin, Serotonin, GABA und Noradrenalin, die wiederum die Stressverarbeitung steuern. Gute Quellen sind hochwertiges Protein (zum Beispiel Eier, Fleisch, Fisch, Hülsenfrüchte, Quark, Tofu).

Vitamin E (Tocopherol)

Vitamin E ist ein fettlösliches Antioxidans, das Zellmembranen vor oxidativem Stress durch freie Radikale schützt. Unter chronischem Stress entstehen vermehrt freie Radikale, insbesondere im Nervensystem und in den Nebennieren. Vitamin E stabilisiert die Zellwände, schützt neuronale Strukturen und hilft, Entzündungen zu reduzieren. Zudem kann es laut einigen Studien die Auswirkungen erhöhter Cortisolspiegel auf Gewebe und Gefäße abpuffern.[99, 100] Besonders in Kombination mit Vitamin C wirkt es synergistisch als »Schutzschild« für die Nebenniere. Gute Quellen sind Nüsse, Samen, kalt gepresste Öle (zum Beispiel Weizenkeimöl, Sonnenblumenöl), grünes Blattgemüse und Avocados.

Coenzym Q10 (Ubichinon)

Q10 ist ein körpereigenes Coenzym, das in den Mitochondrien eine Schlüsselrolle bei der Energieproduktion spielt. Die Nebenniere ist eines der energiehungrigsten Organe im Körper, besonders bei chronischem Stress. Ein optimaler Q10-Spiegel unterstützt die zelluläre Energieversorgung, schützt vor oxidativem Stress und kann die Nebennierenfunktion stabilisieren. Einige Studien weisen darauf hin, dass Q10-Supplementation bei Erschöpfungszuständen und Stressbelastung positiv auf die Leistungsfähigkeit und Erholung wirkt.[101, 102] Gute Quellen sind Innereien (vor allem Herz, Leber), Fleisch, Fisch und Nüsse.

ENTZÜNDUNGSREDUKTION

Die Ernährung nimmt starken Einfluss auf das Entzündungsgeschehen. Eine proentzündliche Kost mit hohem Gehalt an Zucker, Weißmehl, Omega-6-reichen Ölen, Transfetten und verarbeitetem Fleisch fördert die Freisetzung entzündlicher Marker. Diese Ernährungsweise wird mit erhöhtem oxidativem Stress und systemischer Inflammation in Verbindung gebracht. Sie kann die Stressphysiologie dahingehend beeinflussen, dass die Stressantwort übersensibel und langfristig erschöpft reagieren kann. Umgekehrt liefert eine antientzündliche Ernährung genügend Antioxidantien und ungesättigte Fettsäuren, die Entzündungen senken und so die HPA-Achse entlasten.

Besonders wirksam ist daher eine hohe Zufuhr von pflanzlichen Lebensmitteln (Gemüse, Obst, Kräuter, Gewürze) und Ballaststoffen. Diese enthalten Antioxidantien und Polyphenole, welche die Entzündungswege hemmen. Kurkuma (mit dem Wirkstoff *Curcumin*), Beeren (reich an Flavonoiden), grüner Tee (mit dem Antioxidans EGCG: Epigallocatechingallat) oder auch dunkle Schokolade und Kakao (Polyphenole) zeigen in Studien entzündungshemmende Eigenschaften und können die Cortisolantwort positiv beeinflussen.[103,104] Zudem verschiebt eine solche Kost das Omega-6 zu Omega-3-Verhältnis in Richtung antientzündlich. Ein hoher Anteil an Omega-3-Fettsäuren (aus Fisch, Leinsamen, Walnüssen) relativ zu Omega-6-Fettsäuren wirkt stillen Entzündungen entgegen.

Eine entzündungsmodulierende Ernährung, also viel buntes Gemüse und Obst, hochwertige Öle, Fisch, Nüsse, Gewürze wie Ingwer und Kurkuma, Fermentiertes, sollte integraler Bestandteil eines Stressmanagements sein. Gleichzeitig ist die Meidung oder Einschränkung entzündungsfördernder Genussmittel (zum Beispiel zu viel Alkohol, zuckerreiche Getränke, industriell verarbeitete Snacks mit Transfetten) ratsam, da diese latent die Stressachse triggern können.

VERMEIDUNG VON VERSTECKTEN STRESSREAKTIONEN DURCH NAHRUNG

Manche Lebensmittel wirken nicht nur physiologisch, sondern auch immunologisch stressfördernd, vor allem bei einem bereits gereizten System. Typische Reaktionen sind dann Bauchschmerzen, Durchfall, Blähungen, Hautreaktionen, *brain fog* oder Müdigkeit nach dem Essen.

Bestehen solche Beschwerden, sind folgende Maßnahmen hilfreich:

- Beobachte deine Reaktionen und führe gegebenenfalls ein Ernährungstagebuch, um Nahrungsmittelunverträglichkeiten zu erkennen.
- Reduziere entzündungsfördernde Stoffe wie Gluten, Zucker, industrielle Milchprodukte (individuell testen).
- Unterstütze deine Verdauung durch Bitterstoffe, Fermente und ausreichend Ruhe beim Essen.

DARMGESUNDHEIT, LEBERFUNKTION UND CORTISOLABBAU

Der Darm und die Leber spielen in der Cortisolregulation eine oft unterschätzte Rolle. Es existiert eine enge Wechselwirkung zwischen Darm und HPA-Achse, bekannt als Darm-Hirn-Achse. Unser Mikrobiom (die Gesamtheit der Bakterien, Viren und Pilze im Darm; die Darmflora) kommuniziert mit dem zentralen Nervensystem über Nervenbahnen (zum Beispiel Vagusnerv), Immunbotenstoffe und sogar direkte Metabolite, welche die Blut-Hirn-Schranke passieren. Ungünstige Veränderungen in der Darmflora (Dysbiose) oder eine erhöhte Durchlässigkeit der Darmwand (*leaky gut*, siehe Seite 13 und Seite 58) können zu einer ständigen Immunaktivierung führen. Bakterielle Komponenten wie Lipopolysaccharide (LPS) gelangen dann vermehrt in den Kreislauf und stimulieren Entzündungsreaktionen, was wiederum die HPA-Achse aktiviert und Cortisol freisetzen lässt.

Der Darm und die Stressachse beeinflussen sich wechselseitig. Ein ungesunder Darm kann eine chronische Stressantwort im Körper fördern, selbst ohne äußeren Stressor. Umgekehrt haben Studien gezeigt, dass eine gesunde Darmflora die Stressreaktivität senken kann.[105, 106, 107] Chronischer Stress seinerseits kann die Darmgesundheit beeinträchtigen. Hohe Cortisolspiegel verändern beispielsweise die Darmschleimhaut (zum Beispiel Durchblutung, Schleimproduktion) und die Zusammensetzung der Mikrobiota.

Ernährungsstrategien für einen gesunden Darm, wie der Verzehr fermentierter Lebensmittel (Joghurt, Sauerkraut, Kefir), Präbiotika (Ballaststoffe aus Wurzeln, Obst, Hafer) und der Verzicht auf unnötige antibiotische Belastungen, können folglich die Cortisolregulation unterstützen.

Die Leber hat im Cortisolhaushalt ebenfalls eine Schlüsselfunktion. Cortisol zirkuliert nur vorübergehend aktiv im Körper und wird dann über Leberenzyme inaktiviert. Im Wesentlichen geschieht dies durch die Enzyme 11ß-HSD Typ 1 und 2 (11ß-Hydroxysteroid-Dehydrogenase). Die Leber wandelt Cortisol in das inaktive Cortison um (und scheidet es letztlich über die Niere aus). Allerdings arbeitet 11ß-HSD1 auch reversibel und ist in verschiedenen Geweben verteilt: In der Leber und im Fettgewebe kann 11ß-HSD1 auch Cortison zurück in Cortisol umwandeln (Regeneration), während 11ß-HSD2 – etwa in Niere und Darm – Cortisol zu Cortison deaktiviert. Störungen der Leberfunktion oder des Enzymgleichgewichts können daher zu einem veränderten Cortisolstatus führen. Bei Fettleber fand man beispielsweise, dass die Aktivität der 11ß-HSD1 in der Leber erniedrigt ist, was zu einer erhöhten Ausscheidung von Cortisol-Metaboliten führt.[108, 109] Gleichzeitig war aber im viszeralen Fettgewebe 11ß-HSD1 erhöht und erzeugte lokal mehr Cortisol, was zur Insulinresistenz beiträgt. Dies zeigt, dass eine Überernährung und Leberverfettung das Gleichgewicht der Cortisol-Metabolisierung verschieben kann.

Umgekehrt können ein plötzlicher Gewichtsverlust und bestimmte Medikamente (wie Rifampicin) den Cortisolabbau beschleunigen und so Cortisolmangelzustände begünstigen. Nährstoffmangel in der Leber (etwa Cholin, Omega-3 für Zellmembranen, Antioxidantien) beeinträchtigt zudem die Entgiftungsleistung, was wiederum zu mehr oxidativem Stress führt.

Daher ist es für einen gesunden Cortisolstoffwechsel wichtig, die Lebergesundheit zu fördern, und zwar mit einer leberfreundlichen Kost (maßvolles Essen ohne permanente Überernährung, wenig Fruktose und Sirup, dafür komplexe Kohlenhydrate und Bitterstoffe aus Gemüse und Kräutern), einer ausreichenden Proteinversorgung für die Phase-II-Entgiftungsenzyme sowie Mikronährstoffen wie Selen, Zink und die Vitamine C und E als Radikalfänger in der Leber. Auch sekundäre Pflanzenstoffe aus Artischocken, Mariendistel oder grünen Blattgemüsen unterstützen die Leberfunktion. Die Vermeidung von lebertoxischen Substanzen (übermäßiger Alkohol, bestimmte Pilzgifte, industrielle Transfette) sollte ebenfalls priorisiert werden.

EMPFOHLENE PRINZIPIEN HINSICHTLICH DER ERNÄHRUNG

Damit Ernährung zu einem regulierenden Faktor für dein Stresssystem wird, kommt es nicht nur darauf an, was du isst, sondern auch darauf, wann, wie oft und in welcher Kombination du isst. Diese folgenden Prinzipien können helfen, deine HPA-Achse zu stabilisieren und dein Nervensystem zu entlasten.

Rhythmus und Timing

Damit du zu geeigneten Zeiten und in einem gesunden Rhythmus deine Mahlzeiten einnimmst, lohnt es sich, auf Folgendes zu achten:

- **Iss im Einklang mit deiner inneren Uhr:** Die Cortisolkurve ist morgens am höchsten und fällt im Laufe des Tages ab. Um die natürliche Cortisolkurve am besten zu unterstützen, sollte die Kohlenhydratmenge vom Frühstück bis zum Abendessen hin zunehmen.
- **Frühstück nicht auslassen:** Ein nahrhaftes, proteinreiches Frühstück (idealerweise innerhalb der ersten 1 bis 2 Stunden nach dem Aufstehen) unterstützt den natürlichen Cortisolpeak und hilft, den Blutzucker tagsüber stabil zu halten. Wer das Frühstück auslässt, provoziert oft anhaltend hohe Cortisolspiegel bis zum Mittag.

- **Abends leicht und früh essen:** Späte, große Mahlzeiten hemmen den Cortisolabbau in der Nacht und verschlechtern die Schlafqualität. Idealerweise liegt das Abendessen 2 bis 3 Stunden vor dem Schlafengehen.
- **»Feed by day, fast by night«:** Eine leichte Form des Intervallfastens – zum Beispiel nur zwischen 8 und 18 Uhr essen – kann helfen, den Cortisolrhythmus zu stabilisieren.
- **Vermeide tagsüber Essenspausen über 6 Stunden,** wenn du erschöpft bist oder Symptome einer HPA-Dysregulation hast. Zu langes Fasten kann als Stressor wirken und die Cortisolproduktion erhöhen.

ACHTUNG

... bei langer Fastenpraxis

Bei bereits bestehender Erschöpfung oder niedrigem Cortisol kann zu langes Intervallfasten kontraproduktiv sein. Der Körper schüttet dann mehr Cortisol aus, um den Blutzucker aufrechtzuerhalten, was langfristig überfordert. Iss lieber regelmäßig nährstoffreich, besonders morgens und mittags.

Protein- und fettreiches Frühstück

Für ein ausgewogenes Frühstück sind folgende Hinweise zu beachten:

- **ideale Kombination:** Eiweiß (Eier, Joghurt, Tofu, Nüsse), gesunde Fette (Avocado, Leinöl) und komplexe Kohlenhydrate (Hafer, Beeren)
- **Ziel:** Reduzierter Heißhunger im Tagesverlauf, stabiler Energielevel, gesteuerte Cortisolaktivität
- **Vermeide:** Frühstück, das nur aus Zucker beziehungsweise Kohlenhydraten besteht, zum Beispiel Brötchen mit Marmelade

Kaffee auf nüchternen Magen? Lieber nicht! Koffein stimuliert die Cortisol- und Adrenalinfreisetzung, besonders morgens auf leeren Magen kann das zu Herzklopfen, Unruhe oder Zittern führen. Trinke Kaffee am besten erst nach dem Frühstück oder lasse ihn bei Cortisolproblemen ganz weg.

Komplexe Kohlenhydrate am Abend (moderat)

Kohlenhydrate helfen abends beim Einschlafen, weil sie die Umwandlung von Tryptophan in Serotonin und Melatonin unterstützen.

Empfehlenswerte Quellen sind Quinoa, Hirse, Süßkartoffeln, Naturreis. Die Kombination mit einer leichten Proteinquelle sorgt für eine bessere Sättigung und Schlafqualität.

Wenig Stressförderer in der Ernährung

Nicht alle Lebensmittel sind »neutral«. Manche verstärken unbemerkt die Stressantwort deines Körpers oder stören die Regeneration. Dazu gehören:

- **Zuckerüberschuss:** Limonade, Süßigkeiten und Weißmehlprodukte sorgen für eine Blutzuckerachterbahn und triggern die Cortisolausschüttung. Die Folgen sind Heißhunger, Nervosität, Entzündungen, Stimmungstiefs.
- **Alkohol:** Führt zu gestörten Schlafphasen, erhöht nächtliches Cortisol, fördert Leberstress und Entzündungen. Besonders bei Erschöpfung ist er kontraproduktiv.
- **Verarbeitete Lebensmittel und Transfette:** Chips, Backwaren, Konserven mit Zusatzstoffen belasten die Leber, den Darm sowie das Nervensystem und fördern oxidativen Stress, Entzündungen und ein Cortisolungleichgewicht.

Entzündungsarme, nährstoffreiche Ernährung und ausreichende Hydrierung

Zu empfehlen sind ausreichend antientzündliche Nährstoffe, wie Omega-3-Fettsäuren (Leinsamen, Algenöl, Lachs) und Antioxidantien (Beeren, grünes Gemüse, Kräuter, Kurkuma). Pro Tag solltest du 1,5 bis 2,5 Liter stilles Wasser trinken, und zwar angepasst an dein Gewicht, deine körperliche Aktivität und die Außentemperatur.

HINWEIS

Diese Prinzipien der Ernährung sollen dich nicht stressen, sondern entlasten. Es geht nicht um Perfektion, sondern darum, deinem Körper durch Rhythmus, Stabilität und Nährstoffdichte ein Gefühl von Sicherheit zu geben.

Schlafoptimierung und Lichttherapie

Schlaf ist deshalb so entscheidend, weil ein erholsamer Schlaf und ein stabiler Cortisolrhythmus eng zusammenhängen. Cortisol erreicht morgens seinen Höhepunkt, um uns wach und energiegeladen zu machen, und fällt bis zum Abend auf ein Minimum ab. Melatonin, das Schlafhormon, zeigt das gegenteilige Muster. Es steigt abends an, um Schlaf einzuleiten, und sinkt gegen Morgen. Chronischer Stress oder ungünstige Gewohnheiten können diesen Rhythmus jedoch aus dem Gleichgewicht bringen. Erhöhte Cortisolspiegel am Abend oder in der Nacht sind ein Kennzeichen von Schlafstörungen und stören sowohl das Einschlafen als auch das Durchschlafen. Umgekehrt führt Schlafmangel dazu, dass am nächsten Abend mehr Cortisol ausgeschüttet wird – ein Teufelskreis, der Schlafprobleme und hormonelles Ungleichgewicht verstärken kann. Die gute Nachricht ist: Mit gezielten Strategien lassen sich Schlafqualität und Cortisolrhythmus positiv beeinflussen.

SCHLAFHYGIENE

Schlafhygiene umfasst alle Verhaltensweisen und Umgebungsfaktoren, die einen gesunden Schlaf fördern. Oft sind es einfache Anpassungen des Alltags, die große Wirkung zeigen.

Abendliches Licht und Bildschirmzeiten

Helles Licht am Abend verwirrt die innere Uhr und unterdrückt die Melatoninfreisetzung. Besonders blaues Licht von Bildschirmen (Smartphone, Tablet, Computer, Fernseher) wirkt stark auf das Gehirn: In Experimenten wurde gezeigt, dass blaues Licht am Abend die Melatoninproduktion doppelt so stark unterdrückt und die innere Uhr um etwa 3 Stunden nach hinten verschiebt, verglichen mit zum Beispiel grünem Licht gleicher Helligkeit.[110] Daher gilt: Mindestens 1–2 Stunden vor dem Zubettgehen grelles Licht meiden. Dimme Beleuchtung in Wohnung sowie Schlafzimmer, nutze rotes, warmes Licht und schalte elektronische Bildschirme aus oder nutze Blaulichtfilter (Brillen). Diese Maßnahmen helfen dem Körper, abends natürlich müde zu werden, da Melatonin ungestört ansteigen kann.

Schlafumgebung optimieren

Sorge für ein dunkles, ruhiges und kühles Schlafzimmer. Schon relativ schwaches Umgebungslicht (8 Lux, etwa ein schwaches Nachtlicht) kann den zirkadianen Rhythmus stören. Dunkelheit hingegen fördert die Melatoninfreisetzung. Nutze gegebenenfalls Verdunkelungsvorhänge oder Schlafmasken, besonders wenn Außenlicht ins Zimmer fällt. Halte auch die Umgebung leise. Bei Bedarf kannst du mit Ohrstöpseln oder entspannendem *white noise* arbeiten. Auch die Temperatur spielt eine Rolle. Experten empfehlen eine Schlafzimmertemperatur von etwa 16 bis 19 °C für einen optimalen Schlaf. In dieser kühlen Umgebung kann die Körperkerntemperatur nachts etwas absinken, was mit tieferem Schlaf einhergeht. Eine gut angepasste Matratze, ein bequemes Kissen und atmungsaktive Bettwäsche unterstützen zusätzlich einen guten Schlaf. Verbanne auch jegliche elektronischen Geräte aus deinem Zimmer. Elektromagnetische Felder (EMF), zum Beispiel von Fernsehern und Routern ausgehend, können ebenfalls negative Auswirkungen auf deinen Schlaf haben.

Ernährung und Stimulanzien

Was und wann wir essen, beeinflusst den Schlaf über Stoffwechsel und Hormone. Koffein wirkt anregend und kann bis zu 8 Stunden im Körper verbleiben. Eine Studie zeigte, dass selbst 6 Stunden vor dem Zubettgehen konsumiertes Koffein die Gesamtschlafzeit um über eine Stunde verkürzen kann.[111] Vermeide also koffeinhaltige Getränke idealerweise am späten Nachmittag und Abend. Schweres Essen kurz vor dem Schlafengehen belastet die Verdauung – üppige, fettige Mahlzeiten oder stark gewürztes Essen können Unruhe und Sodbrennen verursachen. Das Abendessen sollte daher bestenfalls 2 bis 3 Stunden vor der Bettzeit stattfinden. Ein leichter Snack direkt vor dem Schlafen ist meist nicht nötig, aber: Gelegentliches nächtliches Aufwachen kann durch Unterzuckerung (absinkenden Blutzucker) ausgelöst werden, woraufhin der Körper Cortisol und Adrenalin ausschüttet. Wenn du also oft nachts hungrig aufwachst, kann ein kleiner Snack mit komplexen Kohlenhydraten und etwas Eiweiß (zum Beispiel eine Banane mit etwas Mandelmus) vor dem Schlafengehen helfen, den Blutzucker stabil zu halten. Allgemein gilt: Vermeide große Mengen Zucker oder einfache Kohlenhydrate am späten Abend, da ein rascher Blutzuckeranstieg mit anschließendem Absturz eine Stressreaktion provozieren kann.

Moderate Alkoholmengen mögen zunächst schläfrig machen, stören aber die Schlafqualität. Alkohol führt später in der Nacht häufig zu einem sogenannten Rebound-Effekt mit vermehrter Wachheit, unruhigem Schlaf und sogar Stresshormonausschüttung, da er den Blutzucker destabilisiert. Ein Glas Wein zum Abendessen ist für die meisten okay, aber direkt vor dem Schlafengehen sollte Alkohol möglichst gemieden werden.

Abendroutine und Entspannung

Der Körper braucht Zeit, um vom Tagesmodus in den Schlafmodus herunterzufahren. Eine konstante Abendroutine hilft, dem Gehirn das »Schlafenszeit«-Signal zu geben. Versuche daher, jeden Abend ähnliche ruhige Abläufe einzuhalten, zum Beispiel eine warme Dusche oder ein Bad, danach Pyjama anziehen, Zähne putzen, eventuell ein paar Seiten in einem nicht aufwühlenden Buch lesen oder leise Musik hören. Solche Rituale konditionieren den Körper auf Entspannung. Meide in der letzten Stunde vor dem Schlafengehen aufregende Tätigkeiten (Social Media scrollen, E-Mails prüfen, aufregende Filme schauen) oder emotionale Diskussionen. Auch intensive körperliche Aktivitäten sollte man idealerweise in den früheren Abend legen. Sport ist zwar grundsätzlich schlaffördernd, aber ein anstrengendes Workout direkt vor dem Zubettgehen kann durch hohe Puls- und Cortisolwerte das Einschlafen verzögern. Entspannungstechniken (siehe Stressmanagement, ab Seite 117) können ebenfalls Teil der Abendroutine sein. Außerdem können Nährstoffe wie Magnesium oder Glycin sowie pflanzliche Beruhigungsmittel (Baldrianwurzel, Hopfen, Passionsblume oder Lavendel, siehe Seite 168 f.) helfen, für mehr Entspannung zu sorgen und Einschlaf- sowie Durchschlafstörungen entgegenzuwirken.

TIPP

Halte, wenn möglich, einen regelmäßigen **Schlaf-Wach-Zyklus** ein. Gehe an Wochentagen und Wochenenden ungefähr zur selben Zeit schlafen und stehe zur gleichen Zeit beziehungsweise im gleichen Zeitfenster auf. Dieser feste Rhythmus verstärkt die innere Uhr und sorgt dafür, dass Cortisol und Melatonin im richtigen Takt ausgeschüttet werden. Unregelmäßige Bettgehzeiten hingegen können wie Mini-Jetlag wirken und den Körper stressen.

DEN ZIRKADIANEN RHYTHMUS STABILISIEREN

Der wichtigste Taktgeber für unseren Cortisolrhythmus ist Licht – vor allem natürliches Tageslicht.

Hinter den oben genannten Tipps steht letztlich das Prinzip, den inneren 24-Stunden-Rhythmus zu stärken. Im Forschungsbereich der sogenannten Chronobiologie wird untersucht, wie regelmäßige Zeitgeber (Hell-Dunkel-Wechsel, Mahlzeiten, Aktivität) unsere Hormonkurven und Schlafphasen beeinflussen. Ein stabiler zirkadianer Rhythmus ist der Schlüssel zu einem gesunden Cortisolprofil. Folgende Maßnahmen helfen, den Rhythmus zu synchronisieren:

Morgens:

- innerhalb der ersten 30 bis 60 Minuten nach dem Aufstehen natürliches Licht (oder Tageslichtlampe mit mindestens 10000 Lux): aktiviert den suprachiasmatischen Nukleus (SCN), startet die innere Uhr, fördert die Cortisolausschüttung am Morgen und dämpft Melatonin
- Vorteil: Bessere Wachheit, Stimmung und Appetitregulation

Abends:

- Vermeidung von Blaulicht (zum Beispiel Bildschirmnutzung, grelles LED-Licht) ab 20 Uhr
- Nutzung von Blaulichtfiltern oder Blaulichtfilterbrillen, gegebenenfalls Kerzen- oder Rotlicht
- natürlicher Melatoninanstieg und Absenkung des Cortisols erleichtern das Einschlafen, fördern Tiefschlaf

Die richtige Dosis an Sport

Bewegung beeinflusst unser Stresshormonsystem und das autonome Nervensystem auf vielfältige Weise. Richtig dosiert kann körperliche Aktivität helfen, einen aus dem Gleichgewicht geratenen Cortisolspiegel wieder zu regulieren und das vegetative Nervensystem zu beruhigen. Für Menschen mit chronischem Stress, Cortisoldysregulation oder Erschöpfungssymptomen ist es wichtig zu wissen, wie sie sich bewegen sollten, um positive Effekte zu erzielen, ohne den Körper zu überfordern und ins Übertraining zu rutschen – also Extreme zu vermeiden und in der Balance zu bleiben.

Nicht jede Art von Sport wirkt gleich auf unseren Körper. Entscheidend sind Intensität und Dauer der Belastung. Bei moderaten Aktivitäten in Maßen reagiert der Körper anders als bei hochintensivem Training an der Leistungsgrenze. Konkret gilt: Je höher die Intensität, desto stärker der akute Cortisolanstieg. Körperlich fordernde Workouts wie HIIT (hochintensives Intervalltraining) oder sehr anstrengendes Ausdauertraining lösen deutliche Cortisolspitzen aus, während leichte bis moderate Belastungen (zum Beispiel ein Spaziergang oder gemütliches Radfahren) den Cortisolspiegel wenig beeinflussen. Vor allem untrainierte oder gestresste Personen verkraften exzessive Intensitäten oft schlecht. Viele fühlen sich nach einem überharten Training eher erschlagen als energetisiert und haben länger mit der Regeneration zu kämpfen.

Menschen mit chronischem Stress oder Erschöpfung sollten eher auf mäßig fordernde Aktivitäten setzen, bei denen sie sich wohlfühlen. Intensive Workouts sind nicht grundsätzlich »schlecht« und können von gesunden, gut trainierten Personen durchaus betrieben werden. Aber gerade wer unter Cortisoldysregulation leidet, sollte hochintensives Training dosiert und mit Vorsicht einsetzen.

Folgendes gilt für die passende Trainingsstrategie bei Dysregulation:

- Ziel: sanfte Aktivierung statt Stressverstärkung
- Ideal sind Bewegungsformen, die Cortisol modulieren und das Nervensystem beruhigen:
  - Gehen oder Spazieren (idealerweise in der Natur)
  - Yoga, Qigong, Tai-Chi
  - Moderates Krafttraining mit ausreichenden Pausen
  - Faszien- und Mobility-Training
- Regelmäßigkeit statt Intensität: Lieber täglich 20 bis 30 Minuten moderate Bewegung als dreimal pro Woche Hochleistungssport.

WICHTIG

Keine Bewegung im Zustand völliger Erschöpfung erzwingen! Manchmal ist Schlaf oder Atemarbeit die bessere Option.

HILFE AUS DER NATUR

Die Natur hält eine Fülle an kraftvollen Helfern bereit, die unser Nervensystem beruhigen und den Cortisolhaushalt harmonisieren können. In diesem Kapitel lernst du mehr über natürliche Unterstützung als Ergänzung und wertvolle Begleitung auf dem Weg zurück in die Balance.

Die im Folgenden beschriebenen Adaptogene, entzündungshemmenden Pflanzenstoffe und natürlichen Schlafhilfen bieten ein breites Spektrum an Möglichkeiten an, Körper und Geist auf sanfte Weise ins Gleichgewicht zu bringen. Sie greifen an zentralen Stellen – der Stressachse, den Immunsignalen und den Neurotransmittern – ein und können so gleichzeitig für mehr Stressresistenz, weniger stille Entzündung und besseren Schlaf sorgen. Die aktuellen wissenschaftlichen Erkenntnisse bestätigen viele traditionelle Anwendungen und zeigen, dass bei richtiger Anwendung die »Hilfe aus der Natur« eine wirkungsvolle und nebenwirkungsarme Option darstellt. Bei pflanzlichen Mitteln gilt aber immer, dass man sie mit Geduld, Konsistenz und einer ganzheitlichen Herangehensweise einsetzt.

Adaptogene und Kräuter

Adaptogene sind pflanzliche Wirkstoffe, die dem Körper helfen können, besser mit Stress umzugehen und sein Gleichgewicht zu bewahren. Wichtig ist, dass Adaptogene normale Körperfunktionen nicht stören, sondern eine normalisierende Wirkung haben. Sie fördern also die Anpassungsfähigkeit des Organismus, sodass Stress weniger Veränderungen im inneren Gleichgewicht verursacht. Beispiele für Adaptogene sind bestimmte Kräuter und Pilze, die seit Langem in der traditionellen Medizin verschiedener Kulturen genutzt werden, zum Beispiel in der ayurvedischen oder chinesischen Medizin. Dazu gehören unter anderem Ashwagandha, *Rhodiola rosea*, *Panax Ginseng* und Heilpilze.

WIE WIRKEN ADAPTOGENE REGULIEREND?

Adaptogene besitzen vielseitige Wirkmechanismen und beeinflussen dabei auch die HPA-Achse. Adaptogene wie Ashwagandha oder *Rhodiola rosea* greifen genau hier regulierend ein. Studien belegen, dass Ashwagandha bei gestressten Erwachsenen zu hohe Cortisolspiegel, insbesondere am Morgen, signifikant senken kann.[112,113] *Rhodiola* wiederum zeigte bei Personen mit Erschöpfungssymptomatik eine dämpfende Wirkung auf die Cortisolantwort nach dem Aufwachen, gleichzeitig verbesserten sich die mentale Leistungsfähigkeit, Konzentration und Belastbarkeit der Probanden. Adaptogene besitzen die Fähigkeit, sowohl Überreaktionen der HPA-Achse zu bremsen als auch bei einer Unterfunktion aktivierend zu wirken. Sie normalisieren also, statt nur in eine Richtung zu lenken.

Neben dem Einfluss auf das Hormonsystem bieten Adaptogene auch Schutz auf zellulärer Ebene. Sie stärken die Widerstandsfähigkeit der Zellen gegenüber Stressfaktoren, indem sie wichtige Schutzmechanismen aktivieren. So wird unter anderem die Bildung von sogenannten Hitzeschockproteinen angeregt: Diese können geschädigte Proteine stabilisieren und die Zellstruktur schützen. Ebenso beeinflussen Adaptogene Schlüsselenzyme wie AMPK (AMP-aktivierte Proteinkinase) und mTOR *(mammalian target of rapamycin)*, die für den Energiestoffwechsel, die Zellregeneration und den Schutz vor Abbauprozessen zentral sind.

INFO

AMPK ist ein »Energiesensor« der Zelle: Er wird aktiv, wenn wenig Energie vorhanden ist, und sorgt dafür, dass mehr Energie produziert und sparsam verbraucht wird. So fördert er unter anderem Fettabbau, Zellreparatur und einen gesunden Stoffwechsel.

mTOR ist ein Wachstumsregulator, der Zellen zur Teilung und zum Aufbau von Eiweiß anregt. Er ist wichtig für Muskelaufbau und Regeneration, kann aber bei Daueraktivierung auch Alterungs- und Entzündungsprozesse fördern.

Ein weiterer wichtiger Mechanismus ist die Aktivierung des Nrf2-Signalwegs, der eine Vielzahl antioxidativer Enzyme mobilisiert, darunter Glutathion und Superoxid-Dismutase. Diese körpereigenen Schutzstoffe neutralisieren freie Radikale und bewahren die empfindlichen Mitochondrien vor oxidativem Stress. *Rhodiola* beispielsweise konnte in Tierstudien die ATP-Produktion in

Mitochondrien stabil halten.[114] ATP (Adenosintriphosphat) fungiert als Energieträger in allen Zellen; eine stabile Produktion wirkt also einem Energieverlust durch Stress entgegen und verbessert die physische Leistungsfähigkeit.

INFO

Der **Nrf2-Signalweg** ist ein Schutzsystem in den Zellen, das Entgiftungsenzyme und antioxidative Abwehrmechanismen aktiviert. Er hilft, freie Radikale unschädlich zu machen und Zellen vor Stress zu schützen.

Auch das zentrale Nervensystem profitiert maßgeblich von Adaptogenen. Sie beeinflussen beispielsweise das Gleichgewicht der Neurotransmitter. So können bestimmte Adaptogene die Spiegel von Serotonin und Dopamin anheben, was stimmungsaufhellende Effekte mit sich bringt. Gleichzeitig wirken sie ausgleichend auf das GABA-System, das für innere Ruhe und emotionale Stabilität sorgt. Eine übermäßige Aktivität des erregenden Glutamats wird hingegen gebremst, was insbesondere in belastenden Situationen eine neuroprotektive Wirkung entfaltet.

Diese Wirkung auf das emotionale Gleichgewicht ist einer der Gründe, warum Adaptogene häufig bei Angstzuständen, Stimmungsschwankungen und Reizüberflutung unterstützend eingesetzt werden. Sie verbessern die Anpassungsfähigkeit des Gehirns an äußere Reize.

Nicht nur Hormon- und Nervensystem, auch das Immunsystem wird durch chronischen Stress beeinträchtigt. Adaptogene wirken hier regulierend, indem sie überaktive Immunantworten bremsen und unteraktive Reaktionen stimulieren. Sie können die Aktivität entzündungsfördernder Zytokine wie IL-6, TNF-α und CRP verringern, ohne das Immunsystem als Ganzes zu unterdrücken.

Ashwagandha etwa reduziert nachweislich die Aktivität des proentzündlichen Transkriptionsfaktors NF-κB, der bei vielen chronischen Erkrankungen eine zentrale Rolle spielt.[115,116] Gleichzeitig werden regulatorische T-Zellen gestärkt, was zu einer besseren Selbstregulation und einem geringeren Risiko für autoimmune Prozesse führt. Diese immunmodulierende Eigenschaft macht Adaptogene auch für entzündliche oder immunologische Erkrankungen zunehmend interessant.

WICHTIGE ADAPTOGENE IM ÜBERBLICK

Adaptogene erfassen also, wo im Körper ein Ungleichgewicht besteht, und helfen, die natürlichen Regulationsprozesse zu unterstützen. Sie normalisieren die Cortisolproduktion, schützen die Energieproduktion in den Zellen, stabilisieren das autonome Nervensystem und fördern Regeneration und Anpassungsfähigkeit auf sowohl psychischer wie auch auf physischer Ebene.

Ashwagandha *(Withania somnifera)*

Ashwagandha gilt als beruhigendes Adaptogen mit breitem Wirkprofil. Studien belegen eine stressreduzierende sowie schlaf- und entspannungsfördernde Wirkung. Zudem zeigt Ashwagandha immunmodulatorische Effekte und antioxidative Wirkungen.[117,118] Angewendet wird Ashwagandha häufig abends oder nachts, da es entspannend wirkt und die Schlafqualität verbessern kann. Typische Dosierungen liegen bei 300 bis 600 Milligramm Extrakt täglich (über einige Wochen). Ashwagandha lässt sich gut mit stimulierenderen Adaptogenen kombinieren, um gleichzeitig Ruhe und Energie zu fördern.

Rosenwurz *(Rhodiola rosea)*

Rhodiola ist ein Adaptogen, das traditionell für geistige und körperliche Leistungssteigerung verwendet wird. Es wirkt einerseits anregend für Konzentration und Ausdauer, andererseits stressmildernd und stimmungsaufhellend. *Rhodiola* beeinflusst den Gehirnstoffwechsel, steigert die Verfügbarkeit von Neurotransmittern wie Serotonin, Dopamin und Noradrenalin und kann die Freisetzung von Stresshormonen regulieren. Die Europäische Arzneimittel-Agentur (EMA) hat *Rhodiola* als traditionelles pflanzliches Arzneimittel gegen Stresssymptome wie Erschöpfung und Schwäche anerkannt. *Rhodiola* wird oft morgens eingenommen (üblich sind circa 100 bis 300 Milligramm Extrakt), da es vitalisierend wirkt und Müdigkeit entgegenwirkt. Es eignet sich gut in Phasen hoher mentaler Belastung (zum Beispiel Prüfungsvorbereitung) und kann mit Ashwagandha oder Ginseng kombiniert werden, um sowohl Energie als auch Stressresistenz zu verbessern.

Asiatischer Ginseng *(Panax Ginseng)*

Panax Ginseng ist ein in der TCM (traditionelle chinesische Medizin) geschätztes Tonikum und zählt zu den bekanntesten Adaptogenen. Ginseng hat eine normalisierende Wirkung auf vielfältige Körpersysteme: Er kann das Immunsystem regulieren und stressbedingte Hormonänderungen ausgleichen, wodurch der Körper im Gleichgewicht bleibt. So wurde gezeigt, dass Ginseng die Immunantwort stärkt und gleichzeitig eine überhöhte Ausschüttung von Stresshormonen dämpft. Ginseng wirkt außerdem antioxidativ und gefäßschützend. Meist wird Ginseng morgens eingenommen, da er leicht stimulierend ist. Typische Dosen liegen bei 200 bis 400 Milligramm Ginseng-Extrakt. Ginseng lässt sich mit anderen Adaptogenen (zum Beispiel *Rhodiola*) kombinieren, um sowohl akute Müdigkeit zu reduzieren als auch langfristig die Stressresistenz und Vitalität zu erhöhen.

Heilpilze (Medizinalpilze)

Mehrere Vitalpilze besitzen adaptogene Eigenschaften, insbesondere *Reishi*, *Cordyceps* und *Hericium*:

- *Reishi* (Glänzender Lackporling): In Asien als »Pilz der Unsterblichkeit« verehrt. *Reishi* wirkt beruhigend und immunmodulierend. Seine Triterpene und Beta-Glucane stärken die Immunabwehr (zum Beispiel Aktivierung von NK-Zellen) und können überschießende Entzündungen hemmen. Gleichzeitig fördert *Reishi* die Schlafqualität und Stressanpassung; viele nehmen ihn abends ein, um zur Ruhe zu kommen.
- *Cordyceps* (Raupenpilz): Bekannt für leistungssteigernde und energiegebende Effekte. *Cordyceps* kann die mitochondriale Energieproduktion fördern und die Sauerstoffnutzung verbessern, was sich in mehr Ausdauer und geringerem Erschöpfungsgefühl äußert. Er gilt als Adaptogen, das vor allem körperlichen Stress (zum Beispiel bei sportlicher Belastung oder Höhenstress) abfedert. Oft morgens eingenommen, um tagsüber die Vitalität zu steigern.
- *Hericium erinaceus* (Igelstachelbart/*Lion's Mane*): Dieser Pilz ist für neuroprotektive Wirkungen bekannt. *Hericium* kann die Produktion von Nervenwachstumsfaktoren (NGF: *nerve growth factors*) anregen, was neuronale Regeneration und Plastizität unterstützt. Studien deuten an, dass *Hericium* bei regelmäßiger Einnahme kognitive Funktionen verbessern und leichte Depressions- oder Angstsymptome lindern kann (durch Einfluss auf Neurotransmitter und Entzündungsreduktion).[119,120]

Natürliche Entzündungshemmer und Nährstoffe für mehr Resilienz

Die Natur bietet eine Reihe von entzündungsmodulierenden Pflanzenstoffen, die auf molekularer Ebene in Entzündungswege eingreifen können. Im Fokus stehen hier sekundäre Pflanzenstoffe mit nachgewiesener antiinflammatorischer Wirkung, etwa die Polyphenole aus Kurkuma und grünem Tee, Scharfstoffe aus Ingwer oder *Boswellia*-Säuren aus Weihrauch. Sie beeinflussen auch zentrale Entzündungsmediatoren wie Enzyme und Zytokine und können so den Ablauf einer Entzündung dämpfen.

ENTZÜNDUNGSREGULIERENDE PFLANZENSTOFFE

Verschiedene Inhaltsstoffe von Gewürzen, wie Kurkuma und Ingwer, grünem Tee oder Weihrauch wirken gezielt auf bestimmte Enzyme sowie Botenstoffe im Immunsystem mit dem Effekt, dass schädliche entzündliche Reaktionen im Körper abgebremst werden.

Kurkuma *(Curcumin)*

Kurkuma wird eine starke entzündungshemmende Wirkung zugeschrieben, vor allem durch den Inhaltsstoff Curcumin. Curcumin hemmt nachweislich proentzündliche Zytokine wie TNF-α und Interleukin-6 sowie den zentralen Entzündungsregulator NF-κB. Dadurch wird die Aktivierung vieler entzündlicher Gene unterbunden.

INFO

NF-κB ist ein »Schalter« im Zellkern, der Gene für Entzündungsbotenstoffe aktiviert. Wird er zu stark oder dauerhaft eingeschaltet, kann das chronische Entzündungen fördern.

Gleichzeitig kann *Curcumin* entzündungsfördernde Enzyme wie die *Cyclooxygenase-2* (COX-2) und *5-Lipoxygenase* (5-LOX) indirekt beeinflussen, was die Bildung von Entzündungsmediatoren (Prostaglandine, Leukotriene) reduziert. In Studien zeigte *Curcumin* bei chronischen Entzündungen (zum Beispiel

Arthritis) vergleichbare Effekte wie Schmerzmittel aus der Gruppe der nichtsteroidalen Antirheumatika (NSAR) wie Ibuprofen.[121,122,123] Kurkuma entfaltet seine Wirkung am besten als standardisierter Extrakt mit Piperin (Schwarzer-Pfeffer-Extrakt) und etwas Fett, da dies die Bioverfügbarkeit des schlecht wasserlöslichen *Curcumins* drastisch erhöht.

Ingwer *(Zingiber officinale)*

Ingwer enthält Scharfstoffe wie Gingerole und Shogaole, die akute Entzündungen und Schmerzen lindern können. Sie hemmen vor allem die Prostaglandinsynthese, indem sie das Enzym COX-2 blockieren. Neben der antientzündlichen Wirkung kann Ingwer auch gegen Übelkeit helfen, unterstützt die Barrierefunktion im Magen-Darm-Trakt und kann Verdauungsbeschwerden lindern.

Weihrauch *(Boswellia serrata)*

Das Harz des Weihrauchbaums enthält *Boswellia*-Säuren, die das Enzym *5-Lipoxygenase* hemmen. Dadurch verringert Weihrauch die Bildung von Leukotrienen, welche bei chronischen Entzündungen eine große Rolle spielen.[124] Zusätzlich zeigt Weihrauch eine immunmodulatorische Wirkung, indem er die Produktion verschiedener entzündlicher Zytokine reduziert. Klinisch wurde Weihrauch erfolgreich bei Krankheiten wie rheumatoider Arthritis, den chronisch-entzündlichen Darmkrankheiten Morbus Crohn und Colitis ulcerosa sowie Asthma eingesetzt.[125,126,127] Weihrauch-Extrakt (typisch zum Beispiel 300 bis 800 Milligramm Boswellia-Extrakt, standardisiert auf mindestens 30 Prozent *Boswellia*-Säuren) wird meist über einige Wochen gegeben, bis sich die Wirkung voll entfaltet.

Grüner Tee (*Camellia sinensis,* Catechine)

Grüner Tee beziehungsweise sein Hauptpolyphenol EGCG *(Epigallocatechingallat)* besitzt entzündungshemmende Eigenschaften. Außerdem fördert EGCG körpereigene antioxidative Enzyme (Glutathionperoxidase, Katalase) und hemmt den Transkriptionsfaktor AP-1, was in weiterer Folge NF-κB deaktiviert und COX-2 unterdrückt. Insgesamt resultiert dies in einer Reduktion entzündlicher Mediatoren. Täglich einige Tassen hochwertiger grüner Tee (zum Beispiel Sencha, Matcha) liefern bereits relevante Mengen EGCG. Als konzentriertes Grüntee-Extrakt (Kapseln) sind 300 bis 800 Milligramm EGCG üblich, jedoch ist Vorsicht bei sehr hohen Dosen über längere Zeit geboten (Leberwerte kontrollieren).

Grüner Tee lässt sich gut mit anderen Antioxidantien kombinieren (zum Beispiel Quercetin, Resveratrol), um eine umfassende entzündungshemmende Strategie zu unterstützen.

Schlaf fördern mit natürlichen Mitteln

Bei Ein- und Durchschlafproblemen greifen viele auf altbewährte pflanzliche Schlafhilfen zurück. Insbesondere sedierende Kräuter können abends dabei helfen, zur Ruhe zu kommen, Angst und Grübeln abzubauen und die Schlafqualität zu verbessern.

PFLANZLICHE SCHLAFHELFER

Wie bereits beschrieben, spielt erholsamer Schlaf eine entscheidende Rolle für einen ausgeglichenen Cortisolhaushalt. Neben den zuvor genannten Maßnahmen für eine wirksame Schlafroutine (siehe Seite 156 ff.) können auch verschiedene pflanzliche Extrakte sehr hilfreich sein, um den Schlaf zu fördern.

Baldrian *(Valeriana officinalis)*

Baldrian ist die wohl bekannteste pflanzliche Einschlafhilfe. Die Wurzel enthält unter anderem Valerensäuren, die im Nervensystem beruhigend wirken und das Einschlafen bei nervöser Unruhe fördern. Studien weisen darauf hin, dass Baldrianpräparate bei regelmäßiger Einnahme die Einschlaflatenz verkürzen und nächtliches Grübeln beziehungsweise kreisende Gedanken reduzieren können.[128,129] Interessanterweise wirkt Baldrian nicht akut stark sedierend, sondern eher mild regulierend – optimal also bei leichten Schlafstörungen oder innerer Unruhe. Meist werden 400 bis 600 Milligramm Baldrian-Trockenextrakt etwa 30 bis 60 Minuten vor dem Zubettgehen empfohlen. Alternativ kann ein Baldriantee (2 bis 3 Gramm geschnittene Wurzel aufbrühen) am Abend getrunken werden. Die volle Wirkung tritt oft erst nach 1 bis 2 Wochen kontinuierlicher Einnahme ein.

Passionsblume *(Passiflora incarnata)*

Die Passionsblume wird traditionell als Angstlöser und zur Entspannung eingesetzt. Ihre Flavonoide (zum Beispiel Vitexin) modulieren das GABA-System und dämpfen nervöse Übererregung, was sowohl Angstzuständen als auch Schlafproblemen zugutekommt. Passionsblume kann zu mehr innerer Ruhe am Tag und besserer Schlafqualität in der Nacht beitragen. Meistens wird etwa 300 bis 600 Milligramm Passionsblumen-Trockenextrakt am Abend eingenommen. Gern kann Passionsblume auch mit Baldrian und/oder Melisse kombiniert werden, um sowohl Angst als auch Muskelanspannung zu reduzieren. Da Passionsblume nicht müde macht im Sinne eines Schlafmittels, kann sie auch tagsüber gegen innere Unruhe eingenommen werden.

Melisse *(Melissa officinalis)*

Melissenblätter sind bekannt für ihre sanft beruhigende Wirkung. Das ätherische Öl und Rosmarinsäure in der Melisse hemmen das Enzym, das GABA abbaut. Damit bleibt mehr von diesem entspannenden Neurotransmitter verfügbar, was Ängste lindert und den Schlaf fördert. Melisse wird oft als abendlicher Tee getrunken (zum Beispiel Zitronenmelisse in Schlaf- und Nerventees). Melisse ist sehr gut verträglich. Wegen der milden Wirkung wird sie gern zusammen mit Baldrian, Passionsblume oder Hopfen eingesetzt. Auch als ätherisches Öl (Zitronenmelisse-Duft) kann sie beruhigend wirken.

Hopfen *(Humulus lupulus)*

Hopfen enthält Bitterstoffe (Humulone, Lupulone) und ätherisches Öl, die sedierend wirken und den Schlaf fördern. Er wird gerne auch bei Einschlafstörungen durch Reizüberflutung eingesetzt. Hopfen alleine ist moderat beruhigend, zeigt aber vor allem in Kombination mit Baldrian eine verstärkende Wirkung. Meist wird Hopfen (100 Milligramm Hopfen-Extrakt) vor dem Schlafengehen eingesetzt oder als Tee (Hopfenzapfen) getrunken.

NÄHRSTOFFE FÜR BESSEREN SCHLAF UND CORTISOLSENKUNG AM ABEND

Neben Kräutern spielen auch Mikronährstoffe eine große Rolle für die Schlafqualität und einen gesunden Biorhythmus. Gerade in stressigen Zeiten kann ein erhöhter Bedarf an bestimmten Nährstoffen bestehen, die das Nervensystem beruhigen, die Hormonausschüttung regulieren und die nächtliche Erholung fördern. Wichtig für Schlaf und Cortisolbalance sind insbesondere Magnesium, Glycin, Tryptophan und Inositol (neben einigen Vitaminen, wie B6, B12, D, sowie Omega-3-Fettsäuren, die hier am Rande erwähnt seien). Im Folgenden werden diese vier Nährstoffe und ihre Funktionen dargestellt.

Magnesium

Als Anti-Stress-Mineral unterstützt Magnesium vielfach einen gesunden Schlaf-Wach-Rhythmus. Es wirkt entspannend auf Muskeln und Nerven, indem es die Erregungsleitung dämpft (Magnesium blockiert zum Beispiel NMDA-Rezeptoren leicht und fördert die Wirkung von GABA). Ein Magnesiummangel äußert sich nicht selten in Nervosität, Einschlafproblemen oder nächtlichen Wadenkrämpfen. Magnesium ist außerdem essenziell für die Melatoninbildung. Zudem kann Magnesium die durch Schlafmangel erhöhte Ausschüttung von Stresshormonen abpuffern und so die Belastbarkeit erhöhen. Die abendliche Einnahme von 200 bis 400 Milligramm Magnesium (zum Beispiel als Magnesiumbisglycinat) etwa 1 Stunde vor dem Schlafengehen kann die Entspannung fördern und nächtlichen Krämpfen vorbeugen.

Glycin

Die Aminosäure Glycin wirkt als hemmender Neurotransmitter im Nervensystem und fördert so Entspannung und Schlafbereitschaft. Interessanterweise verbessert Glycin den Schlaf auch über einen Temperatureffekt. Es führt zu peripherer Gefäßerweiterung, wodurch die Körperkerntemperatur vor dem Schlafen etwas absinkt – ein physiologisches Signal für den Körper, in den Schlafmodus zu wechseln. Glycin unterstützt zudem die Wachstumshormonausschüttung in der Nacht und die muskuläre Regeneration. Etwa 2 bis 3 Gramm Glycin können circa 30 Minuten vor dem Schlafengehen eingenommen werden. Es lässt sich gut mit Magnesium kombinieren (Magnesiumbisglycinat enthält bereits gebundenes Glycin). Für gestresste Personen, die nachts häufig aufwachen (unter anderem durch Cortisolspitzen in der zweiten Nachthälfte), kann Glycin laut Experten hilfreich sein – es soll einen nächtlichen Cortisolanstieg abdämpfen,[130, 131] obwohl die Klärung dieses Zusammenhangs noch weiterer Forschung bedarf.

Tryptophan

L-Tryptophan ist eine essenzielle Aminosäure und die Vorstufe des Neurotransmitters Serotonin sowie des Schlafhormons Melatonin. Ein ausreichend hoher Tryptophanspiegel im Gehirn ist daher Voraussetzung für guten Schlaf und stabile Stimmung. Tatsächlich hat sich Tryptophan in Studien direkt als hilfreich bei Schlafstörungen erwiesen: In mehreren kleinen klinischen Studien berichteten Teilnehmer mit Insomnie, dass sich ihre Einschlafstörungen deutlich reduzierten, wenn sie abends Tryptophan supplementierten.[132,133] Tryptophan kann abends auf nüchternen Magen (250 bis 500 Milligramm) etwa 45 bis 60 Minuten vor der Schlafenszeit eingenommen werden. Da die Aufnahme ins Gehirn durch konkurrierende Aminosäuren gebremst wird, hilft ein kleiner Kohlenhydrat-Snack dazu, den Insulinspiegel zu heben. Dadurch gelangt Tryptophan leichter ins Nervensystem. Bei chronischem Stress und stillen Entzündungen (siehe Seite 40) kann es außerdem sinnvoll sein, zusätzlich Vitamin B6, Magnesium, Zink und Omega-3-Fettsäuren einzunehmen, da diese den Tryptophan-Serotonin-Stoffwechsel unterstützen.

Inositol (Myo-Inositol)

Inositol ist ein Zuckeralkohol, der als wichtiger Signalmolekül-Baustein in unseren Zellen dient. Es hat sich gezeigt, dass Inositol eine angstlösende und stimmungsaufhellende Wirkung haben kann, indem es die Signalübertragung von Serotonin und anderen Neurotransmittern moduliert.[134, 135] Inositol kann indirekt die Schlafqualität verbessern, weil es Stress und Cortisol senkt. Zudem unterstützt Inositol die Insulinsensitivität und stabile Blutzuckerwerte über Nacht verhindern ebenfalls Aufwachreaktionen. Erste Forschungsergebnisse deuten an, dass Myo-Inositol die Schlafqualität steigern kann (verbessertes subjektives Schlafempfinden und längere Schlafdauer wurden beobachtet). Zur Schlaf- und Stressregulation werden meist 2 bis 4 Gramm Inositol am Abend eingesetzt. Bei Angstsymptomatik tagsüber kann man zusätzlich morgens 2 Gramm nehmen.

PLÄNE UND ROUTINEN FÜR MEHR BALANCE

Veränderung braucht nicht nur Wissen, sondern auch Struktur. Gerade bei einem gestörten Cortisolrhythmus helfen regelmäßige Routinen dabei, dem Körper Sicherheit und Orientierung zu geben. In diesem Kapitel findest du konkrete alltagstaugliche Routinen, die dir helfen, Schritt für Schritt mehr Ruhe, Energie und innere Stabilität aufzubauen.

Morgenroutinen für ein gesundes Cortisol-Tagesprofil

Der Morgen ist der taktgebende Moment für deinen biologischen Rhythmus, insbesondere für deinen Cortisolhaushalt. Wenn du jedoch direkt mit dem Smartphone, Stress oder Kaffeekick startest, übergehst du die natürlichen Signale deines Körpers. Statt den Cortisol-Peak zu nutzen, verstärkst du ihn künstlich, was langfristig zu einer Überreizung der HPA-Achse führen kann.

Ziel ist es also nicht, den Cortisolanstieg zu »vermeiden«, sondern ihn zu begleiten und zu stabilisieren, damit dein gesamter Tag davon profitiert.

Eine bewusste Morgenroutine stärkt dein Nervensystem und fördert emotionale Resilienz, balanciert deinen Cortisolverlauf für den ganzen Tag, verringert Reizüberflutung, noch bevor sie sich aufstaut, stärkt deinen Energiehaushalt – mental, hormonell und metabolisch – und legt so den Grundstein für gesunde Entscheidungen im Laufe des Tages.

Im Folgenden werden die sechs wirksamsten Elemente einer guten Morgenroutine beschrieben. Schon einfache Maßnahmen reichen, um die positiven Effekte dieser Elemente nutzen zu können.

ELEMENTE EINER GUTEN MORGENROUTINE

1. Natürliches Licht tanken

Natürliches Licht synchronisiert deine innere Uhr (zirkadianer Rhythmus). Es hilft, Melatonin abzubauen und den Cortisolanstieg zu regulieren. Um natürliches Licht zu tanken, solltest du möglichst direkt nach dem Aufstehen ein Fenster öffnen oder rausgehen. Vorteilhaft sind 5 bis 15 Minuten Tageslicht, besonders zwischen 6:30 und 9:00 Uhr. Ein Spaziergang in der Natur ist noch besser.

2. Hydration und Elektrolyte

Nachts verlierst du über Atmung und Schweiß Wasser und Elektrolyte. Dehydrierung verlangsamt die Zellkommunikation und kann deine Stresshormone erhöhen.

Um den Wasserverlust auszugleichen, trinke ein Glas stilles Wasser (250 bis 300 Milliliter) mit einer halben frisch gepressten Zitrone und einer Prise unraffiniertem Salz (zum Beispiel Himalaja- oder Meersalz). Alternativ kannst du zum Wasser eine Elektrolytmischung ohne Zucker geben, zum Beispiel mit Magnesium, Kalium, Natrium.

Der Vorteil ist, dass dadurch eine Rehydrierung und Aktivierung der Verdauung sowie des Kreislaufs erreicht wird.

3. Eiweiß- und fettreiches Frühstück

Ein Frühstück mit Proteinen und gesunden Fetten stabilisiert den Blutzucker und verhindert spätere Heißhungerattacken (siehe Seite 154). Gleichzeitig schützt es die Nebennieren vor einem zu starken Cortisolabfall nach dem morgendlichen Peak. Dein Frühstück sollte am besten warm und nahrhaft sein. Empfehlenswert ist eine Kombination aus:

- Protein: Ei, Tofu, Hirse, pflanzliches Proteinpulver, Joghurt
- Fett: Avocado, Nüsse, Samen
- komplexe Kohlenhydrate: Quinoa, Süßkartoffel, Hirse

Vermeide es, nur Kaffee und süßes Gebäck zu dir zu nehmen oder nüchtern zu bleiben, denn das treibt Cortisol unnötig hoch.

4. Bewegung – aber sanft

Sanfte Bewegung am Morgen aktiviert den Stoffwechsel, den Lymphfluss und die HPA-Achse, ohne sie zu überfordern.

Wirkungsvoll sind 5 bis 10 Minuten Stretching oder Mobilisation, ein kurzer Spaziergang im Freien, Yoga oder Qigong mit Fokus auf Atmung oder Barfußgehen (zum Beispiel im Garten, auf dem Balkon) zur Erdung.

Von einem High-Intensity-Training direkt nach dem Aufwachen ist jedoch abzuraten, da dieses dein System zusätzlich stresst.

5. Atemtechniken oder Meditation

Atem lenkt dein Nervensystem. Bereits 3 bis 5 Minuten Atemfokus beruhigen den Sympathikus und aktivieren den Parasympathikus. Möglichkeiten, die Atmung beruhigend einzusetzen, sind die 4-7-8-Atemtechnik, das heißt 4 Sekunden einatmen, 7 Sekunden Atem halten, 8 Sekunden ausatmen, oder das Box Breathing (4-4-4-4).

Als Meditationsübung sind morgens die Dankbarkeitsreflexion (zum Beispiel drei Dinge, für die du heute dankbar bist) oder eine Mini-Meditation (zum Beispiel mit Apps wie Insight Timer, 7Mind) hilfreich.

6. Mentale Ausrichtung

Bewusste Gedanken zu Beginn des Tages helfen deinem Gehirn, sich auf das Wesentliche zu fokussieren und nicht im Autopiloten-Modus zu verweilen. Du kannst hierfür im Sinne eines Journaling kurz aufschreiben, was du dir heute wünschst oder was du heute brauchst. Setze dir möglicherweise eine Intention, zum Beispiel: »Ich wähle heute Klarheit/Geduld/Freude.« Vielleicht passt für dich auch die Visualisierung als mentale Ausrichtung: »Wie möchte ich mich heute fühlen?«

TIPP

Beispielhafte Morgenroutine (30 Minuten) – auch für Vielbeschäftigte

7:00 Uhr – Fenster öffnen, Tageslicht
7:05 Uhr – 1 Glas Wasser mit Zitrone und Salz
7:10 Uhr – 5 Minuten sanfte Bewegung oder Stretching
7:15 Uhr – 3 bis 5 Minuten Atemübung
7:20 Uhr – Frühstück mit Eiweiß, Fett, komplexen Kohlenhydraten
7:30 Uhr – 2 Minuten Journaling oder Intention setzen

Eine bewusste Morgenroutine ist keine zusätzliche To-do-Liste, sondern eine Form der Selbstfürsorge. Du nimmst deinem Körper Stress ab, bevor er entsteht, schützt dein hormonelles Gleichgewicht und schenkst dir mentale Klarheit. Du musst deinen Tag nicht kontrollieren – aber du kannst entscheiden, wie du ihn beginnst.

Wähle zwei bis drei Bausteine, die dir guttun, und bleibe konstant. Es geht nicht um Perfektion, sondern um das Signal an deinen Körper: »Du bist sicher. Ich kümmere mich um dich.«

Abendroutinen für Cortisolsenkung und besseren Schlaf

Unser Schlaf beginnt nicht erst beim Zubettgehen, sondern viele Stunden vorher, nämlich mit den Signalen, die wir unserem Nervensystem am Abend senden. In einer Zeit, in der wir oft bis zur letzten Minute online, erreichbar und reizüberflutet sind, fällt es dem Körper schwer, in einen Zustand der Erholung zu finden.

Damit wir gut in den Schlaf kommen können, muss Cortisol abfallen und Melatonin ansteigen. Licht, Reize, Sorgen und unstrukturierte Abende verhindern dies aber oft, mit Folgen für Schlafqualität, Regeneration und langfristig sogar unsere Hormonbalance.

Rituale wirken über Wiederholung, Sicherheit und Rhythmus. Sie helfen deinem Gehirn, den Tag bewusst zu beenden, denn guter Schlaf beginnt mit dem Gefühl, sicher zu sein. Abendroutinen sind ein kraftvolles Werkzeug zur Selbstregulation. Sie helfen dir, den Tag abzuschließen, dein Cortisolniveau zu senken und dem Körper optimale Bedingungen für Regeneration, Hormonbalance und seelische Verarbeitung zu bereiten.

Im Folgenden werden sechs hilfreiche Elemente einer gesunden Abendroutine beschrieben. Es sind leicht durchzuführende Maßnahmen, die teilweise schon zuvor im Buch erwähnt wurden.

ELEMENTE EINER GESUNDEN ABENDROUTINE

1. Blaulicht vermeiden

Bildschirme, LED-Lampen und Co. senden Blaulichtwellen, die die Melatoninproduktion hemmen. Das Gehirn erhält das Signal: »Es ist noch Tag.« Dadurch bleibt der Melatoninanstieg aus, Cortisol bleibt erhöht: Du schläfst schwer ein oder wirst nachts häufiger wach. Praktische Tipps, um deine Cortisolspiegel zu senken und Melatonin zu erhöhen, sind:

- mindestens 60 Minuten vor dem Schlafen: keine Smartphones, Laptops oder Tablets
- nutze Blaulichtfilter-Apps oder Blaulichtfilterbrillen
- ersetze helles Deckenlicht durch Salzlampen, Dimmerlicht oder Kerzen

- Rotlicht am Abend wirkt besonders schlaffördernd und beruhigend auf den zirkadianen Rhythmus

2. Wärme und gezielte Abkühlung: Fußbad oder warme Dusche
Nach Wärme (zum Beispiel Fußbad) kühlt sich der Körper innerlich leicht ab und das Gehirn erhält das Signal: »Zeit zum Schlafen.« Das aktiviert den Parasympathikus, senkt die Körperkerntemperatur und beruhigt das vegetative Nervensystem. Um diesen Effekt zu erreichen, hilft es, 10 bis 15 Minuten warm zu duschen oder ein Fußbad (38 bis 40 °C warmes Wasser) mit Magnesiumsalz, Lavendelöl oder basischem Badesalz zu nehmen.

Tipp: Direkt danach warme Socken anziehen, das beruhigt zusätzlich über Fußreflexzonen.

3. Magnesium und Glycin
Beide Substanzen wirken entspannend auf Muskeln, Nerven und das Gehirn. Magnesium (zum Beispiel Magnesiumbisglycinat) unterstützt die GABA-Wirkung (beruhigender Neurotransmitter) und hilft bei Muskelverspannungen, innerer Unruhe und Nervosität. Glycin hilft dabei, die Körpertemperatur zu senken, fördert das Einschlafen und vertieft die Tiefschlafphasen. Die Einnahme sollte am besten 30 bis 60 Minuten vor dem Schlafengehen erfolgen.

4. Kräutertees: Pflanzenkraft für den Schlaf
Sanfte Pflanzenwirkstoffe wirken direkt auf das Nervensystem und den Verdauungstrakt.

Wirksame Pflanzen sind:

- **Lavendel:** beruhigend, angstlösend
- **Passionsblume:** bei Grübeln, Herzklopfen, Unruhe
- **Melisse:** vegetativ ausgleichend, besonders bei Reizdarm und Stress
- **Hopfen und Baldrian:** schlaffördernde Synergie

Tipp: 1 bis 2 Tassen ab circa 20 Uhr, bei empfindlicher Blase den Tee nicht zu spät trinken.

5. Journaling – Gedanken sortieren, Geist entladen

Gedankenkreisen hält viele Menschen vom Einschlafen ab. Journaling ist ein aktives Ritual zur emotionalen Entladung. Es aktiviert zudem den präfrontalen Kortex, senkt die Amygdalaaktivität (Angstzentrum) und fördert mentale Ordnung.

Impulse für den Abend können sein:

- »Wofür bin ich heute dankbar?«
- »Was lasse ich heute los?«
- »Was wünsche ich mir für morgen?«

Wichtig: Handschriftlich schreiben, das fördert die Verarbeitung stärker als Tippen.

6. Duft, Klang und Atem

Geruch und Klang wirken direkt auf das limbische System.

Als Aromatherapie wirkt Lavendel beruhigend und verkürzt die Einschlafzeit. Bergamotte hebt die Stimmung und reguliert Spannungszustände.

Im Hinblick auf Musik synchronisieren langsame Rhythmen Puls und Atmung; beruhigend wirken auch Naturklänge, binaurale Beats, ASMR *(Autonomous Sensory Meridian Response)* oder geführte Einschlafmeditationen.

Als hilfreiche Atemtechniken (siehe Seite 118 f. und Seite 173) im Bett kannst du die 4-7-8-Atmung, also 4 Sekunden einatmen, 7 Sekunden Atem halten und 8 Sekunden ausatmen, oder die Box-Atmung (4-4-4-4 Sekunden) anwenden.

Praktische Tipps für einen stressarmen Alltag

Der Schlüssel liegt nicht darin, Stress komplett zu vermeiden, sondern Resilienz aufzubauen und unser Nervensystem regelmäßig zu entlasten. Dabei sind es oft nicht die großen Maßnahmen, sondern die kleinen, konstanten Handlungen, die unsere physiologische Stressbelastung messbar senken.

PAUSEN PRIORISIEREN – UND KONSEQUENT EINBAUEN

Unser Nervensystem ist nicht dafür gemacht, stundenlang im Hochleistungsmodus zu funktionieren. Regelmäßige, bewusst gesetzte Pausen helfen, unser Nervensystem und unseren Cortisolspiegel zu regulieren. Schon kurze Unterbrechungen von drei bis fünf Minuten – sogenannte Mikro-Breaks – können ausreichen, um den Körper aus dem Stressmodus zu holen. Besonders sinnvoll sind diese nach etwa 60 bis 90 Minuten konzentrierter Arbeit. Dabei geht es nicht darum, in dieser Zeit aufs Handy zu schauen oder durch Social Media zu scrollen. Echte Pausen sollten offline und bewusst sein.

Kleine Rituale wie ein tiefer Atemzug am offenen Fenster, das langsame Kreisen der Schultern, ein kurzer Gang in die Küche zum Teeholen oder einfach nur ein Moment der Stille können das Nervensystem spürbar entlasten. Der Satz »Wer keine Pause macht, wird vom Körper zur Pause gezwungen« bringt es auf den Punkt. Wer langfristig leistungsfähig und gesund bleiben möchte, sollte Erholung nicht dem Zufall überlassen.

SINGLE-TASKING STATT MULTITASKING

Multitasking gilt noch immer in vielen Köpfen als Zeichen von Effizienz, dabei zeigt die Forschung ein ganz anderes Bild. Wer versucht, mehrere Dinge gleichzeitig zu tun, setzt sein Gehirn unter Dauerstress. Der präfrontale Kortex kann sich nämlich nur auf eine Aufgabe zur gleichen Zeit konzentrieren. Beim ständigen Wechsel zwischen Aufgaben kommt es zu einem regelrechten kognitiven »Hin- und Herspringen«, das nicht nur die Denkleistung mindert, sondern auch die Cortisolausschüttung erhöht.

Single-Tasking ist daher ein Weg, das Gehirn nachhaltig zu entlasten und den Cortisolspiegel zu senken. Eine bewährte Methode, um fokussiert zu arbeiten, ist die sogenannte Pomodoro-Technik: Dabei wird 25 Minuten konzentriert an einer einzigen Aufgabe gearbeitet, gefolgt von einer kurzen Pause. Dieser Rhythmus hilft dem Gehirn, in einen Flow-Zustand zu kommen, ohne sich zu überfordern.

Wichtig ist dabei, äußere Ablenkungen gezielt auszuschalten. Das bedeutet: Benachrichtigungen am Handy oder Computer stumm schalten, das E-Mail-Postfach für die Dauer der Fokuszeit schließen und, wenn möglich, einen ungestörten Raum aufsuchen.

Wer regelmäßig Single-Tasking praktiziert, profitiert auf mehreren Ebenen: Die Effizienz steigt, das Denken wird klarer und das Nervensystem kommt spürbar zur Ruhe. Aus einem fragmentierten Arbeitsmodus wird so ein klarer, gelassener Fokus.

DIGITAL DETOX – BEWUSSTER UMGANG MIT MEDIEN

Unser Alltag ist durchzogen von digitalen Reizen: Nachrichten, Push-Benachrichtigungen, Social Media, E-Mails. All das erzeugt eine ständige Reaktionsbereitschaft im Nervensystem. Besonders das Belohnungssystem im Gehirn wird dabei immer wieder aktiviert, denn jeder neue Reiz – ein »Like«, eine Nachricht, ein kurzer Clip – löst eine kleine Ausschüttung von Dopamin aus. Diese scheinbar harmlosen Impulse halten das Nervensystem in einem permanenten Stand-by-Modus. Das bedeutet: Auch wenn wir uns ausruhen wollen, bleibt ein Teil von uns wachsam, ansprechbar und innerlich auf Empfang.

Gerade in den Abendstunden wirkt sich das negativ auf die Regeneration aus. Bildschirmlicht hemmt die Melatoninproduktion, das Hormon, das für den Ein- und Durchschlaf zuständig ist (siehe Seite 14 und Seite 29). Hinzu kommt, dass der mentale Input durch ständiges Scrollen und Konsumieren das Gehirn nur schwer zur Ruhe kommen lässt. Die Folgen sind unruhiger Schlaf, ein Gefühl innerer Unruhe und emotionale Erschöpfung.

Ein bewusster Umgang mit Medien – oft als Digital Detox bezeichnet – kann hier tiefgreifende Veränderungen bewirken. Es muss nicht der vollständige Verzicht auf Technik sein, sondern vielmehr das Etablieren fester Offline-Zeiten. Ein guter Einstieg ist beispielsweise, ab 20 Uhr alle Bildschirme auszuschalten und das Smartphone außer Reichweite zu legen. Auch bestimmte Räume – wie das Schlafzimmer, das Badezimmer oder der Esstisch – können als digitale Freizonen definiert werden, in denen keine Bildschirme erlaubt sind.

Statt sich durch ständige Unterbrechungen aus dem Gleichgewicht bringen zu lassen, lohnt es sich, feste Check-in-Zeiten für E-Mails und soziale Medien einzuplanen. So behält man die Kontrolle über den eigenen Medienkonsum und gibt dem Nervensystem die Chance, aus dem Daueralarmmodus auszusteigen.

SOZIALE REGULATION

Der Mensch ist ein soziales Wesen – und genau das spiegelt sich auch in der Funktionsweise unseres Nervensystems wider. Echte zwischenmenschliche Nähe, warme Blicke, ehrliches Zuhören oder eine Umarmung aktivieren den Vagusnerv. Ein zentrales Hormon spielt dabei eine wichtige Rolle: Oxytocin, auch bekannt als Bindungs- oder Kuschelhormon. Es wird bei körperlicher Nähe, bei Vertrauen und emotionaler Verbindung ausgeschüttet und wirkt direkt stressreduzierend. Studien zeigen, dass ein erhöhter Oxytocinspiegel mit sinkenden Cortisolwerten, einem gestärkten Immunsystem und mehr innerer Stabilität einhergeht.[136,137]

Im Alltag bedeutet das, dass Verbindung reguliert. Doch soziale Regulation geschieht nicht im Vorbeigehen. Es braucht bewusste Momente der Nähe, echte Gespräche, Blickkontakt, Berührung oder einfach Zeit mit Menschen, bei denen man sich gesehen und sicher fühlt. Qualität geht hier vor Quantität. Eine einzelne Begegnung, die wirklich berührt, ist oft heilsamer als zehn oberflächliche Kontakte.

Gerade in einer digitalen Welt, in der Kommunikation häufig über Textnachrichten läuft, lohnt es sich, bewusst auf andere Formate umzusteigen: eine kurze Sprachnachricht, ein Videoanruf oder ein echtes Treffen. All das wirkt stärkender als getippte Worte. Und manchmal genügt schon eine stille Umarmung oder ein stilles Beisammensein, um das Nervensystem spürbar zu entlasten.

GRENZEN SETZEN – SELBSTSCHUTZ IST NERVENSCHUTZ

Grenzen zu setzen ist nicht egoistisch, es ist ein Akt der Selbstfürsorge und ein tief wirkender Schutzmechanismus für das Nervensystem. Chronischer Stress entsteht oft nicht durch äußere Umstände allein, sondern durch das Fehlen klarer Abgrenzung. Wenn wir immer wieder über unsere eigenen Kapazitäten hinweggehen, »Ja« sagen, obwohl unser Körper »Nein« meint, sendet das unterschwellige Alarmsignale an unser gesamtes System.

Jede gesetzte Grenze wirkt hingegen wie eine Rückversicherung an das eigene System: »Du bist sicher. Du darfst dich schützen.« Dieser Schutz beginnt bei kleinen, aber kraftvollen Entscheidungen, zum Beispiel eine Verabredung abzusagen, wenn der Körper nach Ruhe ruft. Oder bewusst eine Pause einzufordern, wenn der Tag zu voll geworden ist. Auch das Planen fester Zeiten für Selbstfürsorge – etwa für Spaziergänge, ruhige Morgenroutinen oder digitale Auszeiten – signalisiert dem Körper: »Ich nehme mich ernst.«

Besonders heilsam sind regelmäßige innere Check-ins. Fragen wie »Will ich das gerade wirklich?« oder »Tue ich das aus einem inneren Wunsch heraus – oder nur aus Pflichtgefühl?« helfen dabei, sich selbst besser wahrzunehmen und Überforderungen frühzeitig zu erkennen. Diese Form der Selbstabstimmung ist kein Luxus, sondern essenziell für die Stressregulation.

Grenzen müssen dabei nicht laut oder kämpferisch gesetzt werden. Oft genügt ein ruhiges, klares »Nein«, das aus innerer Sicherheit kommt und das nicht mit Schuldgefühlen verknüpft ist. Wer lernt, sich selbst in dieser Weise zu schützen, schenkt seinem Nervensystem Raum zur Entlastung.

IN 4 WOCHEN ZURÜCK ZUR CORTISOLBALANCE

Dein Körper liebt Rhythmus. Besonders dein Stresssystem funktioniert am besten, wenn es Sicherheit, Vorhersehbarkeit und nährende Gewohnheiten erfährt. Nach all dem Wissen über Cortisol, Stressreaktionen und Regulationsmechanismen ist es jetzt an der Zeit, ins Tun zu kommen.

Dieser 4-Wochen-Plan ist kein starrer Challenge-Modus. Es geht nicht darum, möglichst perfekt zu sein, sondern einen stabilen, nachhaltigen Rhythmus aufzubauen, der deinem Körper ein inneres »Alles gut« signalisiert. Jede Woche widmet sich einem anderen zentralen Hebel für die Cortisolregulation. Viele der Impulse wirst du schon kennen, nun geht es darum, sie ins echte Leben zu holen.

Am Ende jeder Woche findest du:

- eine **Checkliste**, mit der du deine tägliche Umsetzung reflektieren kannst,
- einen **Symptom-Check**, der dir hilft, Fortschritte sanft wahrzunehmen.

Wenn du länger als eine Woche für einen Abschnitt brauchst, ist das kein Problem. Der Plan dient der Etablierung von neuen Routinen und Gewohnheiten, und das ganz in deinem Tempo.

WOCHE 1 – SCHLAF UND SUPPLEMENTE: DIE BASIS DER REGENERATION

In Woche 1 geht es darum, dein Nervensystem in den Ruhemodus zurückzuholen. Nichts reguliert Cortisol so tiefgreifend wie qualitativ hochwertiger Schlaf und nichts stört das System so sehr wie chronischer Schlafmangel. Gleichzeitig bereitest du deinen Körper mit gezielter Mikronährstoffversorgung auf die kommenden Wochen vor.

FOKUS DIESER WOCHE

- regelmäßiger Schlafrhythmus (Zubettgehen vor 23 Uhr, mindestens 7,5 Stunden Schlaf)
- Dunkelheit, Ruhe und Temperatur optimieren
- Stimulanzien (Koffein, Blaulicht, Stress) vor dem Schlaf vermeiden
- Einführung gezielter Supplemente (zum Beispiel Magnesium, Vitamin-B-Komplex, Vitamin C)
- Entspannungsrituale am Abend (PMR, Yin Yoga, Journaling)

WOCHEN-CHECKLISTE: SCHLAF UND SUPPLEMENTE

Maßnahme	Mo	Di	Mi	Do	Fr	Sa	So
Ich war vor 23 Uhr im Bett und habe mindestens 7,5 Stunden geschlafen.							
Mein Schlafzimmer war dunkel, ruhig und angenehm temperiert.							
Ich habe Koffein nach 14 Uhr vermieden.							
Ich habe Blaulicht und Stress am Abend vermieden.							
Ich habe tagsüber ausreichend natürliches Tageslicht abbekommen.							

Maßnahme	Mo	Di	Mi	Do	Fr	Sa	So
Ich habe mein Handy 1 bis 2 Stunden vor dem Schlafengehen weggelegt.							
Ich habe meine Supplemente eingenommen.							
Ich habe ein Entspannungsritual gemacht (zum Beispiel Meditation, PMR, Journaling, Yoga).							

SYMPTOM-CHECK WOCHE 1

Notiere im Kästchen, ob die Aussage gar nicht (0), selten/schwach (1), mäßig (2), oft/sehr (3) oder sehr oft/sehr stark (4) gestimmt hat für die Woche. Rechne am Ende die Gesamtpunktzahl zusammen, um von Woche zu Woche deinen Fortschritt zu überprüfen. Du kannst so beobachten, ob sich im Laufe der Zeit etwas verbessert oder verschlechtert hat.

Energie und Erschöpfung

- ☐ Ich fühle mich oft erschöpft, kraftlos oder antriebslos.
- ☐ Ich habe am Morgen Schwierigkeiten, aus dem Bett zu kommen.
- ☐ Ich fühle mich am Nachmittag müde oder wie »ausgeknipst«.
- ☐ Ich fühle mich nach dem Essen schläfrig oder benommen.
- ☐ Ich habe das Gefühl, trotz Schlaf nicht richtig erholt zu sein.

Stress und Nervensystem

- ☐ Ich fühle mich häufig gestresst oder innerlich unruhig.
- ☐ Ich bin ängstlich, nervös oder schreckhaft.
- ☐ Ich mache mir übermäßig viele Sorgen oder grüble viel.
- ☐ Ich habe das Gefühl, schnell überwältigt zu sein.
- ☐ Ich bin reizbar oder schnell genervt – besonders bei Hunger oder Überforderung.

Emotionale und mentale Symptome

- ☐ Ich habe Stimmungsschwankungen oder depressive Verstimmungen.
- ☐ Ich kann meine Emotionen schwer regulieren.

- [ ] Ich fühle mich oft traurig, leer oder lustlos.
- [ ] Ich habe Konzentrationsprobleme oder *brain fog*.
- [ ] Ich bin oft unentschlossen oder fühle mich mental blockiert.

Schlaf und zirkadianer Rhythmus

- [ ] Ich habe Ein- oder Durchschlafprobleme.
- [ ] Ich werde abends »plötzlich« wieder wacher oder finde schwer zur Ruhe.
- [ ] Ich schwitze nachts oder wache häufig auf.

Körperliche Symptome

- [ ] Ich habe Kopfschmerzen, Migräne oder Verspannungen.
- [ ] Ich habe Muskel- oder Gelenkschmerzen beziehungsweise Krämpfe.
- [ ] Ich habe Herzrasen, hohen Puls oder Zittern.
- [ ] Ich habe schwitzige Hände und/oder Füße oder friere schnell.
- [ ] Ich reagiere empfindlich auf Hitze oder Kälte.

Verdauung und Stoffwechsel

- [ ] Ich habe Blähungen, Völlegefühl, Sodbrennen oder Übelkeit.
- [ ] Ich habe (wechselnd) Durchfall und/oder Verstopfung.
- [ ] Ich habe starken Appetit auf Süßes oder salzige Snacks.
- [ ] Ich nehme trotz Anstrengung kein Gewicht ab oder lagere Wasser ein.

Hormonelle Hinweise und äußere Zeichen

- [ ] Ich habe eine niedrige Libido.
- [ ] Ich habe Haarausfall, Akne oder geschwollene Augen am Morgen.
- [ ] Ich habe Augenringe oder Tränensäcke.
- [ ] Kleine Wunden heilen bei mir ungewöhnlich langsam.

Gesamtpunktzahl: ______ von 124 Punkten

HINWEIS

Diese Liste dient deiner Selbstbeobachtung. Es geht nicht um Perfektion, sondern darum, achtsam wahrzunehmen, was dein Körper dir mitteilt, und Veränderungen im Verlauf der 4 Wochen sichtbar zu machen.

WOCHE 2 – ERNÄHRUNG

Was du isst, wann du isst und wie du isst, beeinflusst deine Cortisolkurve entscheidend. Diese Woche bringst du Struktur und Nährstofftiefe in deine Ernährung. Ziel ist, dem Körper Sicherheit und Stabilität durch Rhythmus und Versorgung zu geben.

FOKUS DIESER WOCHE

- Frühstück innerhalb von 1 bis 2 Stunden nach dem Aufstehen
- drei nährstoffreiche Hauptmahlzeiten mit Fokus auf Proteine und gesunde Fette
- keine Mahlzeit kurz vor dem Schlafen (spätestens 2 bis 3 Stunden davor)
- Zucker- und Koffeinreduktion
- entzündungsarme Kost (Omega-3, Antioxidantien, Ballaststoffe)
- auf Körpersignale achten: Hunger ≠ Heißhunger

WOCHEN-CHECKLISTE: ERNÄHRUNG

Maßnahme	Mo	Di	Mi	Do	Fr	Sa	So
Ich habe innerhalb von 1 bis 2 Stunden nach dem Aufstehen gefrühstückt.							
Ich habe 3 vollwertige Hauptmahlzeiten mit ausreichend Proteinen und gesunden Fetten gegessen.							
Ich habe in Ruhe gegessen – ganz ohne Hektik.							
Ich habe maximal 4 bis 5 Stunden Abstand zwischen den Mahlzeiten gelassen.							
Ich habe Trigger-Lebensmittel vermieden.							

Maßnahme	Mo	Di	Mi	Do	Fr	Sa	So
Ich habe spätestens 2 bis 3 Stunden vor dem Schlafen das Abendessen beendet.							
Ich habe Gemüse und Ballaststoffe gegessen.							
Ich habe heute mindestens 1,5 Liter getrunken.							
Ich habe Zucker und Koffein bewusst reduziert oder vermieden.							
Ich habe keinen Alkohol getrunken.							
Ich habe entzündungsarme Lebensmittel gewählt (Omega-3, Antioxidantien, Ballaststoffe).							
Ich habe auf meine Körpersignale geachtet und Hunger erkannt sowie Heißhunger vermieden.							

SYMPTOM-CHECK WOCHE 2

Energie und Erschöpfung

- [ ] Ich fühle mich oft erschöpft, kraftlos oder antriebslos.
- [ ] Ich habe am Morgen Schwierigkeiten, aus dem Bett zu kommen.
- [ ] Ich fühle mich am Nachmittag müde oder wie »ausgeknipst«.
- [ ] Ich fühle mich nach dem Essen schläfrig oder benommen.
- [ ] Ich habe das Gefühl, trotz Schlaf nicht richtig erholt zu sein.

Stress und Nervensystem

- [ ] Ich fühle mich häufig gestresst oder innerlich unruhig.
- [ ] Ich bin ängstlich, nervös oder schreckhaft.
- [ ] Ich mache mir übermäßig viele Sorgen oder grüble viel.
- [ ] Ich habe das Gefühl, schnell überwältigt zu sein.
- [ ] Ich bin reizbar oder schnell genervt – besonders bei Hunger oder Überforderung.

Emotionale und mentale Symptome

- [ ] Ich habe Stimmungsschwankungen oder depressive Verstimmungen.
- [ ] Ich kann meine Emotionen schwer regulieren.
- [ ] Ich fühle mich oft traurig, leer oder lustlos.
- [ ] Ich habe Konzentrationsprobleme oder *brain fog.*
- [ ] Ich bin oft unentschlossen oder fühle mich mental blockiert.

Schlaf und zirkadianer Rhythmus

- [ ] Ich habe Ein- oder Durchschlafprobleme.
- [ ] Ich werde abends »plötzlich« wieder wacher oder finde schwer zur Ruhe.
- [ ] Ich schwitze nachts oder wache häufig auf.

Körperliche Symptome

- [ ] Ich habe Kopfschmerzen, Migräne oder Verspannungen.
- [ ] Ich habe Muskel- oder Gelenkschmerzen beziehungsweise Krämpfe.
- [ ] Ich habe Herzrasen, hohen Puls oder Zittern.
- [ ] Ich habe schwitzige Hände und/oder Füße oder friere schnell.
- [ ] Ich reagiere empfindlich auf Hitze oder Kälte.

Verdauung und Stoffwechsel

- [ ] Ich habe Blähungen, Völlegefühl, Sodbrennen oder Übelkeit.
- [ ] Ich habe (wechselnd) Durchfall und/oder Verstopfung.
- [ ] Ich habe starken Appetit auf Süßes oder salzige Snacks.
- [ ] Ich nehme trotz Anstrengung kein Gewicht ab oder lagere Wasser ein.

Hormonelle Hinweise und äußere Zeichen

- [ ] Ich habe eine niedrige Libido.
- [ ] Ich habe Haarausfall, Akne oder geschwollene Augen am Morgen.
- [ ] Ich habe Augenringe oder Tränensäcke.
- [ ] Kleine Wunden heilen bei mir ungewöhnlich langsam.

Gesamtpunktzahl: ______ von 124 Punkten

WOCHE 3 – SELBSTREGULATION UND EMOTIONALE SICHERHEIT

Diese Woche steht ganz im Zeichen der emotionalen Stabilität. Cortisol reagiert nicht nur auf äußeren, sondern auch auf inneren Stress. Also auf das Gefühl, nicht sicher zu sein, nicht zu genügen und überfordert zu sein. Die Lösung: Selbstmitgefühl, Grenzensetzung und kreative Ausdrucksformen.

FOKUS DIESER WOCHE

- innere Sicherheit kultivieren (zum Beispiel durch Affirmationen [siehe Seite 138 f.], Visualisierungen)
- Grenzen klar kommunizieren und »Nein« sagen üben
- Journaling oder freies Schreiben
- körperorientierte Übungen (zum Beispiel Klopftechnik [siehe Seite 127], Vagus-Aktivierung)
- kreativer Ausdruck: Malen, Musik, Tanzen, Basteln
- bewusste Selbstberührung (zum Beispiel Hand aufs Herz bei Überforderung)

WOCHEN-CHECKLISTE: SELBSTREGULATION UND EMOTIONALE SICHERHEIT

Maßnahme	Mo	Di	Mi	Do	Fr	Sa	So
Ich habe mich bewusst mit innerer Sicherheit verbunden (zum Beispiel durch Affirmationen oder Visualisierungen).							
Ich habe heute mindestens einmal klar meine Grenze gesetzt oder bewusst »Nein« gesagt.							

Maßnahme	Mo	Di	Mi	Do	Fr	Sa	So
Ich habe geschrieben (Journaling, freies Schreiben oder Gedanken ordnen).							
Ich habe eine körperorientierte Übung gemacht (zum Beispiel Klopfen, Vagus-Aktivierung, Summen).							
Ich habe mich kreativ ausgedrückt (zum Beispiel Malen, Musik, Tanzen, Basteln – ohne Ziel, nur für mich).							
Ich habe mir bewusste Selbstberührung geschenkt (zum Beispiel Hand aufs Herz oder Gesicht bei Überforderung).							

SYMPTOM-CHECK WOCHE 3

Energie und Erschöpfung

- [ ] Ich fühle mich oft erschöpft, kraftlos oder antriebslos.
- [ ] Ich habe am Morgen Schwierigkeiten, aus dem Bett zu kommen.
- [ ] Ich fühle mich am Nachmittag müde oder wie »ausgeknipst«.
- [ ] Ich fühle mich nach dem Essen schläfrig oder benommen.
- [ ] Ich habe das Gefühl, trotz Schlaf nicht richtig erholt zu sein.

Stress und Nervensystem

- [ ] Ich fühle mich häufig gestresst oder innerlich unruhig.
- [ ] Ich bin ängstlich, nervös oder schreckhaft.
- [ ] Ich mache mir übermäßig viele Sorgen oder grüble viel.
- [ ] Ich habe das Gefühl, schnell überwältigt zu sein.
- [ ] Ich bin reizbar oder schnell genervt – besonders bei Hunger oder Überforderung.

Emotionale und mentale Symptome

- ☐ Ich habe Stimmungsschwankungen oder depressive Verstimmungen.
- ☐ Ich kann meine Emotionen schwer regulieren.
- ☐ Ich fühle mich oft traurig, leer oder lustlos.
- ☐ Ich habe Konzentrationsprobleme oder *brain fog.*
- ☐ Ich bin oft unentschlossen oder fühle mich mental blockiert.

Schlaf und zirkadianer Rhythmus

- ☐ Ich habe Ein- oder Durchschlafprobleme.
- ☐ Ich werde abends »plötzlich« wieder wacher oder finde schwer zur Ruhe.
- ☐ Ich schwitze nachts oder wache häufig auf.

Körperliche Symptome

- ☐ Ich habe Kopfschmerzen, Migräne oder Verspannungen.
- ☐ Ich habe Muskel- oder Gelenkschmerzen beziehungsweise Krämpfe.
- ☐ Ich habe Herzrasen, hohen Puls oder Zittern.
- ☐ Ich habe schwitzige Hände und/oder Füße oder friere schnell.
- ☐ Ich reagiere empfindlich auf Hitze oder Kälte.

Verdauung und Stoffwechsel

- ☐ Ich habe Blähungen, Völlegefühl, Sodbrennen oder Übelkeit.
- ☐ Ich habe (wechselnd) Durchfall und/oder Verstopfung.
- ☐ Ich habe starken Appetit auf Süßes oder salzige Snacks.
- ☐ Ich nehme trotz Anstrengung kein Gewicht ab oder lagere Wasser ein.

Hormelle Hinweise und äußere Zeichen

- ☐ Ich habe eine niedrige Libido.
- ☐ Ich habe Haarausfall, Akne oder geschwollene Augen am Morgen.
- ☐ Ich habe Augenringe oder Tränensäcke.
- ☐ Kleine Wunden heilen bei mir ungewöhnlich langsam.

Gesamtpunktzahl: ______ von 124 Punkten

WOCHE 4 – BEWEGUNG, TRIGGER UND TRAUMATA: STRESSMUSTER ERKENNEN UND LÖSEN

In Woche 4 geht es darum, dein System durch bewusste Bewegung, das Erkennen alter Muster und körpernahe Selbstheilung noch tiefer zu entlasten. Nicht alles kannst du »wegdenken«, manche Stressreaktionen sind in deinem Körper gespeichert.

FOKUS DIESER WOCHE

- tägliche Bewegung (Spaziergänge, Dehnen, bewusstes Training)
- Trigger erkennen und benennen (was stresst mich wirklich?)
- Trauma-Impulse wahrnehmen (was kenne ich schon aus der Vergangenheit?)
- Arbeit mit dem Körper: Schütteln, Tanzen, somatische Achtsamkeit
- Naturexposition: Waldbaden, Sonnenlicht, barfuß gehen

WOCHEN-CHECKLISTE: BEWEGUNG, TRIGGER UND TRAUMATA

Maßnahme	Mo	Di	Mi	Do	Fr	Sa	So
Ich habe mich bewegt (zum Beispiel Spazierengehen, Dehnen, leichtes Training).							
Ich habe Trigger erkannt oder benannt – was hat mich gestresst?							
Ich habe einen möglichen Trauma-Impuls oder ein altes Reaktionsmuster wahrgenommen und mich damit befasst.							

Maßnahme	Mo	Di	Mi	Do	Fr	Sa	So
Ich habe eine körperorientierte Regulation praktiziert (Schütteln, Tanzen, Somatik).							
Ich war in der Natur (Waldbaden, Sonnenlicht, barfuß gehen, Kontakt zur Erde).							

SYMPTOM-CHECK WOCHE 4

Energie und Erschöpfung

- [ ] Ich fühle mich oft erschöpft, kraftlos oder antriebslos.
- [ ] Ich habe am Morgen Schwierigkeiten, aus dem Bett zu kommen.
- [ ] Ich fühle mich am Nachmittag müde oder wie »ausgeknipst«.
- [ ] Ich fühle mich nach dem Essen schläfrig oder benommen.
- [ ] Ich habe das Gefühl, trotz Schlaf nicht richtig erholt zu sein.

Stress und Nervensystem

- [ ] Ich fühle mich häufig gestresst oder innerlich unruhig.
- [ ] Ich bin ängstlich, nervös oder schreckhaft.
- [ ] Ich mache mir übermäßig viele Sorgen oder grüble viel.
- [ ] Ich habe das Gefühl, schnell überwältigt zu sein.
- [ ] Ich bin reizbar oder schnell genervt – besonders bei Hunger oder Überforderung.

Emotionale und mentale Symptome

- [ ] Ich habe Stimmungsschwankungen oder depressive Verstimmungen.
- [ ] Ich kann meine Emotionen schwer regulieren.
- [ ] Ich fühle mich oft traurig, leer oder lustlos.
- [ ] Ich habe Konzentrationsprobleme oder *brain fog*.
- [ ] Ich bin oft unentschlossen oder fühle mich mental blockiert.

Schlaf und zirkadianer Rhythmus

☐ Ich habe Ein- oder Durchschlafprobleme.
☐ Ich werde abends »plötzlich« wieder wacher oder finde schwer zur Ruhe.
☐ Ich schwitze nachts oder wache häufig auf.

Körperliche Symptome

☐ Ich habe Kopfschmerzen, Migräne oder Verspannungen.
☐ Ich habe Muskel- oder Gelenkschmerzen beziehungsweise Krämpfe.
☐ Ich habe Herzrasen, hohen Puls oder Zittern.
☐ Ich habe schwitzige Hände und/oder Füße oder friere schnell.
☐ Ich reagiere empfindlich auf Hitze oder Kälte.

Verdauung und Stoffwechsel

☐ Ich habe Blähungen, Völlegefühl, Sodbrennen oder Übelkeit.
☐ Ich habe (wechselnd) Durchfall und/oder Verstopfung.
☐ Ich habe starken Appetit auf Süßes oder salzige Snacks.
☐ Ich nehme trotz Anstrengung kein Gewicht ab oder lagere Wasser ein.

Hormonelle Hinweise und äußere Zeichen

☐ Ich habe eine niedrige Libido.
☐ Ich habe Haarausfall, Akne oder geschwollene Augen am Morgen.
☐ Ich habe Augenringe oder Tränensäcke.
☐ Kleine Wunden heilen bei mir ungewöhnlich langsam.

Gesamtpunktzahl: ______ von 124 Punkten

Diese vier Wochen können der Anfang eines neuen Umgangs mit dir selbst sein. Vielleicht ist nicht jeder Tag perfekt gelaufen, aber das ist völlig okay. Entscheidend ist, dass du begonnen hast, deinem Nervensystem Sicherheit, Rhythmus und Nahrung zu geben. Du darfst stolz sein. Du willst weitermachen? Wähle einzelne Elemente aus dem Plan, die dir besonders guttun, und mach sie zu täglichen Ritualen. Denn Veränderung geschieht in kleinen, beständigen Schritten.

BLEIB AM BALL!

KLEINE SCHRITTE, GROSSE WIRKUNG: MUT ZUR VERÄNDERUNG

Stress gehört zum Leben – das lässt sich nicht ändern. Doch wie unser Körper mit Stress umgeht, wie sehr wir aus dem Gleichgewicht geraten oder in unserer Kraft bleiben, das können wir beeinflussen.

Cortisol ist dabei nicht der Feind, sondern ein Signalgeber, ein Taktgeber deines inneren Rhythmus. Es zeigt dir, wann du über deine Grenzen gehst, wann dein Körper nach Regeneration ruft, wann dein Nervensystem Alarm schlägt.

In diesem Buch hast du erfahren,

- wie Cortisol funktioniert – biologisch, emotional, hormonell,
- wie du Disbalancen erkennst – in deinem Alltag und in Laborwerten,
- wie du dein Nervensystem beruhigst – durch Rituale, Ernährung, Bewegung, Natur und
- wie du in kleinen Schritten zurück in deine Kraft findest.

Ein gesundes Stressmanagement beginnt nicht mit einem perfekten Plan, sondern mit einem ehrlichen Blick auf dein Leben. Vielleicht ist es ein bewusstes »Nein«, vielleicht eine Pause mehr, vielleicht ein Glas Wasser am Morgen, ein Abend ohne Bildschirm oder ein Spaziergang statt Scrollen.

Was auch immer dein erster Schritt ist: Er zählt. Denn Veränderung geschieht nicht über Nacht, sondern in kleinen, wiederholten Entscheidungen, die dein System neu programmieren. Schritt für Schritt. Tag für Tag.

Du musst deinen Alltag nicht komplett umkrempeln. Du darfst einfach anfangen: mit mehr Selbstfürsorge, mit mehr Bewusstsein – und mit dem Vertrauen, dass dein Körper dich nicht im Stich lässt, wenn du ihn verstehst.

Bleib neugierig auf dich selbst. Dein Körper weiß den Weg – du musst nur lernen, wieder hinzuhören.

VITA

Christina Winzig denkt Gesundheit vom Labor bis zum Alltag.

Sie studierte Bioinformatik (LMU/TU München) und Molekulare Medizin (Universität Ulm). In Australien forschte sie an Tiergiften – immer mit der Frage: Wie lässt sich dieses Wissen in der Medizin nutzen, etwa bei Krebs oder chronischen Schmerzen?

In einem zweijährigen Volontariat lernte Christina Winzig, komplexe Inhalte so aufzubereiten, dass sie verständlich bleiben. Fortbildungen unter anderem in Labormedizin, Immunologie, Darmgesundheit, Entgiftung, Hormonbalance und chronischen Infektionen runden ihr Wissen ab.

Seit 2022 berät Christina Winzig Menschen ganzheitlich. Sie verbindet Labordiagnostik mit praktikablen Schritten für den Alltag und berücksichtigt Körper, Geist und Umwelt. Worum es ihr geht: Klarheit schaffen – und dazu ermutigen, die eigene Gesundheit aktiv mitzugestalten.

QUELLEN

1 Ferrando, A.A.; Stuart, C.A.; Sheffield-Moore, M.; Wolfe, R.R. (1999): Inactivity amplifies the catabolic response of skeletal muscle to cortisol. *Journal Clinical Endocrinology Metabolism*, 84 (10); S. 3515–3521

2 Christiansen, J.J.; Djurhuus, C.B.; Gravholt, C.H.; Iversen, P.; Christiansen, J.S.; Schmitz, O. et al. (2007): Effects of cortisol on carbohydrate, lipid, and protein metabolism: studies of acute cortisol withdrawal in adrenocortical failure. *Journal Clinical Endocrinology Metababolism*, 92 (9); S. 3553–3559

3 Gianotti, L.; Belcastro, S.; D'Agnano, S.; Tassone, F. (2021): The Stress Axis in Obesity and Diabetes Mellitus: An Update. *Endocrines*, 2; S. 334–347

4 Lemaire, V.; Koehl, M.; Le Moal, M.; Abrous, DN. (2000): Prenatal stress produces learning deficits associated with an inhibition of neurogenesis in the hippocampus. *Proceedings of the National Academy of Science USA*, 97 (20); S. 11032–11037

5 Lee, V.; MacKenzie, G.; Hooper, A.; Maguire, J. (2016): Reduced tonic inhibition in the dentate gyrus contributes to chronic stress-induced impairments in learning and memory. *Hippocampus*, 26 (10); S. 1276–1290

6 Knezevic, E.; Nenic, K.; Milanovic, V.; Knezevic, N.N. (2023): The Role of Cortisol in Chronic Stress, Neurodegenerative Diseases, and Psychological Disorders. *Cells*, 12 (23); S. 2726

7 Mohd Azmi, N.A.S.; Juliana, N.; Azmani, S.; Mohd Effendy, N.; Abu, I.F.; Mohd Fahmi Teng, N.I. et al. (2021): Cortisol on Circadian Rhythm and Its Effect on Cardiovascular System. *International Journal of Environmental Research and Public Health*, 18 (2); S. 676

8 Robertson-Dixon, I.; Murphy, M.J.; Crewther, S.G.; Riddell, N. (2023): The Influence of Light Wavelength on Human HPA Axis Rhythms: A Systematic Review. *Life* (Basel), 13 (10); S. 1968

9 Petrowski, K.; Buehrer, S.; Niedling, M.; Schmalbach, B.N.S. (2021): The effects of light exposure on the cortisol stress response in human males. *Stress*, 24 (1); S. 29–35

10 Silvani, M.I.; Werder, K.; Perret, C. (2022): The influence of blue light on sleep, performance and wellbeing in young adults: A systematic review. *Frontiers in Physiology*, 13; S. 943108

11 Leproult, R.; Copinschi, G.; Buxton, O.; Van Cauter, E. (1997): Sleep loss results in an elevation of cortisol levels the next evening. *Sleep*, 20 (10); S. 865–870

12 Abell, J.G.; Shipley, M.J.; Ferrie, J.E.; Kivimäki, M.; Kumari, M. (2016): Recurrent short sleep, chronic insomnia symptoms and salivary cortisol: A 10-year follow-up in the Whitehall II study. *Psychoneuroendocrinology*, 68; S. 91–99

13 Kumari, M.; Badrick, E.; Ferrie, J.; Perski, A.; Marmot, M.; Chandola, T. (2009): Self-reported sleep duration and sleep disturbance are independently associated with cortisol secretion in the Whitehall II study. *The Journal of Clinical Endocrinology & Metabolism*, 94 (12); S. 4801–4809

14 Andreadi, A.; Andreadi, S.; Todaro, F.; Ippoliti, L.; Bellia, A.; Magrini, A. et al. (2025): Modified Cortisol Circadian Rhythm: The Hidden Toll of Night-Shift Work. *International Journal of Molecular Sciences*, 26 (5); S. 2090

15 Grosser, L.; Knayfati, S.; Yates, C.; Dorrian, J.; Banks, S.(2022): Cortisol and shiftwork: A scoping review. *Sleep Medicine Reviews*, 64; S. 101581

16 Burek, K.; Rabstein, S.; Kantermann, T.; Vetter, C.; Rotter, M.; Wang-Sattler, R. et al. (2022): Night work, chronotype and cortisol at awakening in female hospital employees. *Scientific Reports*, 12 (1); S. 6525

17 Nargund, V.H. (2015): Effects of psychological stress on male fertility. *Nature Reviews Urology*, 12 (7); S. 373–382

18 Li, Y.; Lin, H.; Li, Y.; Cao, J. (2011): Association between socio-psycho-behavioral factors and male semen quality: systematic review and meta-analyses. *Fertility and Sterility*, 95 (1); S. 116–123

19 Nordkap, L.; Jensen, T.K.; Hansen, Å.M.; Lassen, T.H.; Bang, A.K.; Joensen, U.N. et al. (2016): Psychological stress and testicular function: a cross-sectional study of 1,215 Danish men. *Fertility and Sterility,* 105 (1); S. 174–187.e1-2

20 Strehl, C.; Ehlers, L.; Gaber, T.; Buttgereit, F. (2019): Glucocorticoids-All-Rounders Tackling the Versatile Players of the Immune System. *Frontiers in Immunology*, 10; S. 1744

21 Balakin, E.; Yurku, K.; Ivanov, M.; Izotov, A.; Nakhod, V.; Pustovoyt, V. (2025): Regulation of Stress-Induced Immunosuppression in the Context of Neuroendocrine, Cytokine, and Cellular Processes. *Biology* (Basel), 14 (1); S. 76

22 Maydych, V.; Claus, M.; Dychus, N.; Ebel, M.; Damaschke, J.; Diestel, S. et al. (2017): Impact of chronic and acute academic stress on lymphocyte subsets and monocyte function. *Public Library of Science One*, 12 (11); S. e0188108

23 Theoharides, T.C.; Kalogeromitros D. (2006): The critical role of mast cells in allergy and inflammation. *Annals of the New York Academy of Sciences*, 1088; S. 78–99; und Theoharides, T.C.; Enakuaa, S.; Sismanopoulos, N.; Asadi, S.; Papadimas, E.C.; Angelidou, A. et al. (2012): Contribution of stress to asthma worsening through mast cell activation. *Annals of Allergy, Asthma & Immunology*, 109 (1); S. 14–19

24 Lennartsson, A.K.; Sjörs, A.; Währborg, P.; Ljung, T.; Jonsdottir, I.H. (2015): Burnout and Hypocortisolism – A Matter of Severity? A Study on ACTH and Cortisol Responses to Acute Psychosocial Stress. *Frontiers in Psychiatry*, 6; S. 8

25 Oosterholt, B.G.; Maes, J.H.R.; Van der Linden, D.; Verbraak, M.J.P.M.; Kompier, M.A.J. (2015): Burnout and cortisol: evidence for a lower cortisol awakening response in both clinical and non-clinical burnout. *Journal of Psychosomatic Research*, 78 (5); S. 445–451

26 Wekenborg, M.K.; von Dawans, B.; Hill, L.K.; Thayer, J.F.; Penz, M.; Kirschbaum, C. (2019): Examining reactivity patterns in burnout and other indicators of chronic stress. *Psychoneuroendocrinology*, 106; S. 195–205

27 Kakiashvili, T.; Leszek, J.; Rutkowski, K. (2013): The medical perspective on burnout. *International Journal of Occupational Medicine and Environmental Health*, 26 (3); S. 401–412

28 Weissbecker, I.; Floyd, A.; Dedert, E.; Salmon, P.; Sephton, S. (2006): Childhood trauma and diurnal cortisol disruption in fibromyalgia syndrome. *Psychoneuroendocrinology*, 31 (3); S. 312–324

29 Nater, U.M.; Youngblood, L.S.; Jones, J.F.; Unger, E.R.; Miller, A.H.; Reeves, W.C.; Heim, C. (2008): Alterations in diurnal salivary cortisol rhythm in a population-based sample of cases with chronic fatigue syndrome. *Psychosomatic Medicine*, 70 (3); S. 298–305

30 Herane-Vives, A.; Papadopoulos, A.; de Angel, V.; Chua, K.C.; Soto, L.; Chalder, T. et al. (2020): Cortisol levels in chronic fatigue syndrome and atypical depression measured using hair and saliva specimens. *Journal of Affective Disorders*, 267; S. 307–314

31 Roberts, A.D.; Charler, M.L.; Papadopoulos, A.; Wessely, S.; Chalder, T.; Cleare, A.J. (2010): Does hypocortisolism predict a poor response to cognitive behavioural therapy in chronic fatigue syndrome? *Psychological Medicine*, 40 (3); S. 515–522

32 Klein, J.; Wood, J.; Jaycox, J.R.; Dhodapkar, R.M.; Lu, P.; Gehlhausen, J.R. et al. (2023): Distinguishing features of long COVID identified through immune profiling. *Nature*, 623 (7985); S. 139–148

33 Klaassens, E.R.; van Noorden, M.S.; Giltay, E.J.; van Pelt, J.; van Veen, T.; Zitman, F.G. (2009): Effects of childhood trauma on HPA-axis reactivity in women free of lifetime psychopathology. *Progress in Neuropsychopharmacology and Biological Psychiatry*, 33 (5); S. 889–894

34 Murphy, F.; Nasa, A.; Cullinane, D.; Raajakesary, K.; Gazzaz, A.; Sooknarine, V. et al. (2022): Childhood Trauma, the HPA Axis and Psychiatric Illnesses: A Targeted Literature Synthesis. *Frontiers of Psychiatry*, 13; S. 748372

35 Guyon, A.; Morselli, L.L.; Balbo, M.L.; Tasali, E.; Leproult, R.; L'Hermite-Balériaux, M. et al. (2017): Effects of Insufficient Sleep on Pituitary-Adrenocortical Response to CRH Stimulation in Healthy Men. *Sleep*, 40 (6); S. zsx064

36 Vining, R.F.; McGinley, R.A.; Maksvytis, J.J.; Ho, K.Y. (1983): Salivary cortisol: a better measure of adrenal cortical function than serum cortisol. *Annals of Clinical Biochemistry*, 20 (Pt 6); S. 329–335

37 Bozovic, D.; Racic, M.; Ivkovic, N. (2013): Salivary cortisol levels as a biological marker of stress reaction. *Medical Archives*, 67 (5); S. 374–377

38 Cohen, S.; Janicki-Deverts, D.; Doyle, W.J.; Miller, G.E.; Frank, E.; Rabin, B.S. et al. (2012): Chronic stress, glucocorticoid receptor resistance, inflammation, and disease risk. *Proceedings of the National Academy of* Sciences, USA, 109 (16); S. 5995–5999

39 von Känel, R.; Bellingrath, S.; Kudielka, B.M. (2008): Association between burnout and circulating levels of pro- and anti-inflammatory cytokines in schoolteachers. *Journal of Psychosomatic Research*, 65 (1); S. 51–59

40 Michels, A.; Michels, N. (2014): Addison disease: early detection and treatment principles. *American Family Physician*, 89 (7); S. 563–568

41 Munawar, M.; Iftikhar, P.M.; Hasan, C.A.; Sohail, C.S.; Rizvi, S.W. (2019): Neuropsychiatric Manifestation of Addison's Disease: A Rare Case Report. *Cureus*, 11 (4); S. e4356

42 Nieman, L.K.; Chanco Turner, M.L. (2006): Addison's disease. *Clinics in Dermatology*, 24 (4); S. 276–280

43 Bornstein, S.R.; Breidert, M.; Ehrhart-Bornstein, M.; Kloos, B.; Scherbaum, W.A. (1995): Plasma catecholamines in patients with Addison's disease. *Clinical Endocrinology* (Oxford), 42 (2); S, 21521–8

44 Obaya, H.E.; Abdeen, H.A.; Salem, A.A.; Shehata, M.A.; Aldhahi, M.I.; Muka, T. et al. (2023): Effect of aerobic exercise, slow deep breathing and mindfulness meditation on cortisol and glucose levels in women with type 2 diabetes mellitus: a randomized controlled trial. *Frontiers in Physiology*, 14; S. 1186546

45 Pascoe, M.C.; Thompson, D.R.; Ski, C.F. (2017): Yoga, mindfulness-based stress reduction and stress-related physiological measures: A meta-analysis. *Psychoneuroendocrinology*, 86; S. 152–168

46 Lindsay, E.; Marsland, A.; Young, S.; Smyth, J.; Brown, K.; Gray, K. et al. (2019): Abstract # 3160 Effects of two-week smartphone-based mindfulness training on markers of inflammation: A randomized controlled trial. *Brain, Behavior, and Immunity*, 76; S. e33

47 Balban, M.Y.; Neri, E.; Kogon, M.M.; Weed, L.; Nouriani, B.; Jo, B. et al. (2023): Brief structured respiration practices enhance mood and reduce physiological arousal. *Cell Reports Medicine*, 4 (1); S. 100895

48 Ebd.

49 Bentley, T.G.K.; D'Andrea-Penna, G.; Rakic, M.; Arce, N.; LaFaille, M.; Berman, R. et al. (2023): Breathing Practices for Stress and Anxiety Reduction: Conceptual Framework of Implementation Guidelines Based on a Systematic Review of the Published Literature. *Brain Sciences*, 13 (12); S. 1612

50 Obaya, H.E.; Abdeen, H.A.; Salem, A.A.; Shehata, M.A.; Aldhahi, M.I.; Muka, T. et al. (2023): Effect of aerobic exercise, slow deep breathing and mindfulness meditation on cortisol and glucose levels in women with type 2 diabetes mellitus: a randomized controlled trial. *Frontiers of Physiology*, 14; S. 1186546

51 Pascoe, M.C.; Thompson, D.R.; Ski, C.F. (2017): Yoga, mindfulness-based stress reduction and stress-related physiological measures: A meta-analysis. *Psychoneuroendocrinology*, 86; S. 152–168

52 Bottaccioli, A.G.; Bottaccioli, F.; Carosella, A.; Cofini, V.; Muzi, P.; Bologna, M. (2020): Psychoneuroendocrinoimmunology-based meditation (PNEIMED) training reduces salivary cortisol under basal and stressful conditions in healthy university students: Results of a randomized controlled study. *Explore* (NY), 23 (1); S. 189–198

53 Chellew, K.; Evans, P.; Fornes-Vives, J.; Pérez, G.; Garcia-Banda, G. (2015): The effect of progressive muscle relaxation on daily cortisol secretion. *Stress*, 18 (5); S. 538–544

54 Harorani, M.; Davodabady, F.; Masmouei, B.; Barati, N. (2020): The effect of progressive muscle relaxation on anxiety and sleep quality in burn patients: A randomized clinical trial. *Burns*, 46 (5); S. 1107–1113

55 Özlü, İ.; Öztürk, Z.; Karaman Özlü, Z.; Tekin, E.; Gür, A. (2021): The effects of progressive muscle relaxation exercises on the anxiety and sleep quality of patients with COVID-19: A randomized controlled study. *Perspectives in Psychiatric Care*, 57 (4); S. 1791–1797

56 Li, Q. (2025): Preventive Effects of Forest Bathing/Shinrin-Yoku on Cardiovascular Diseases: A Review of Mechanistic Evidence. *Forests*, 16; S. 310

57 Park, B.J.; Tsunetsugu, Y.; Kasetani, T.; Kagawa, T.; Miyazaki, Y. (2010): The physiological effects of Shinrin-yoku (taking in the forest atmosphere or forest bathing): evidence from field experiments in 24 forests across Japan. *Environmental Health and Preventive Medicine*, 15 (1); S. 18–26

58 Li, Q. (2025): Preventive Effects of Forest Bathing/Shinrin-Yoku on Cardiovascular Diseases: A Review of Mechanistic Evidence. *Forests*, 16; S. 310

59 Park, B.J.; Tsunetsugu, Y.; Kasetani, T.; Kagawa, T.; Miyazaki, Y. (2010): The physiological effects of Shinrin-yoku (taking in the forest atmosphere or forest bathing): evidence from field experiments in 24 forests across Japan. *Environmental Health and Preventive Medicine*, 15 (1); 18–26

60 Albulescu, P.; Macsinga, I.; Rusu, A.; Sulea, C.; Bodnaru, A.; Tulbure, B.T. (2022): »Give me a break!« A systematic review and meta-analysis on the efficacy of micro-breaks for increasing well-being and performance. *Public Library of Science One*, 31;17 (8): S. e0272460

61 Krajewski, J.; Sauerland, M.; Wieland, R. (2011): Relaxation-induced cortisol changes within lunch breaks – An experimental longitudinal worksite field study. *Journal of Occupational and Organizational Psychology*, 84; S. 382–394

62 Beute, F.; de Kort, Y.A.W. (2018): The natural context of wellbeing: Ecological momentary assessment of the influence of nature and daylight on affect and stress for individuals with depression levels varying from none to clinical. *Health & Place*, 49; S. 7–18

63 Albulescu, P.; Macsinga, I.; Rusu, A.; Sulea, C.; Bodnaru, A.; Tulbure, B.T. (2022): »Give me a break!« A systematic review and meta-analysis on the efficacy of micro-breaks for increasing well-being and performance. *Public Library of Science One*, 31;17 (8): S. e0272460

64 Sianoja, M.; Syrek, C.J.; de Bloom, J.; Korpela, K.; Kinnunen, U. (2018): Enhancing daily well-being at work through lunchtime park walks and relaxation exercises: Recovery experiences as mediators. *Journal of Occupational Health Psychology*, 23 (3); S. 428–442

65 Bosch, C.; Sonnentag, S.; Pinck, A. (2018): What makes for a good break? A diary study on recovery experiences during lunch break. *Journal of Occupational and Organizational Psychology*, 91; S. 134–157

66 Zeitzer, J.M.; Dijk, D.J.; Kronauer, R.; Brown, E.; Czeisler, C. (2000): Sensitivity of the human circadian pacemaker to nocturnal light: melatonin phase resetting and suppression. *Journal of Physiology*, 526 (Pt 3); S. 695–702

67 Stellar, J.E.; Cohen, A.; Oveis, C.; Keltner D. (2015): Affective and physiological responses to the suffering of others: compassion and vagal activity. *Journal of Personality and Social Psychology*, 108 (4); S. 572–585

68 Arch, J.J.; Brown, K.W.; Dean, D.J.; Landy, L.N.; Brown, K.D.; Laudenslager, M.L. (2014): Self-compassion training modulates alpha-amylase, heart rate variability, and subjective responses to social evaluative threat in women. *Psychoneuroendocrinology*, 42; S. 49–58

69 Cascio, C.N.; O'Donnell, M.B.; Tinney, F.J.; Lieberman, M.D.; Taylor, S.E.; Strecher, V.J. et al. (2016): Self-affirmation activates brain systems associated with self-related processing and reward and is reinforced by future orientation. *Social Cognitive and Affective Neuroscience*, 11 (4); S. 621–629

70 Ketay, S.; Beck, L.; Dajci, J. (2022): Self-compassion and social stress: Links with subjective stress and cortisol responses. *Self and Identity*, 22; S. 486–505

71 Matos, M.; Duarte, C.; Duarte, J.; Pinto-Gouveia, J.; Petrocchi, N.; Gilbert, P. (2021): Cultivating the Compassionate Self: an Exploration of the Mechanisms of Change in Compassionate Mind Training. *Mindfulness*, 13; S. 66–79

72 Smyth, J.M.; Hockemeyer, J.R.; Tulloch H. (2008): Expressive writing and post-traumatic stress disorder: effects on trauma symptoms, mood states, and cortisol reactivity. *British Journal of Health Psychology*, 13 (Pt 1); S. 85–93

73 Fermin, A.S.R.; Sasaoka, T.; Maekawa, T.; Ono, K.; Chan, H.L.; Yamawaki, S. (2024): Insula-cortico-subcortical networks predict interoceptive awareness and stress resilience. *Asian Journal of Psychiatry*, 95; S. 103991

74 Creswell, J.D.; Welch, W.T.; Taylor, S.E.; Sherman, D.K.; Gruenewald, T.L.; Mann, T. (2005): Affirmation of personal values buffers neuroendocrine and psychological stress responses. *Psychological Science*, 16 (11); S. 846–851

75 Cascio, C.N.; O'Donnell, M.B.; Tinney, F.J.; Lieberman, M.D.; Taylor, S.E.; Strecher, V.J. et al. (2016): Self-affirmation activates brain systems associated with self-related processing and reward and is reinforced by future orientation. *Social Cognitive and Affective Neuroscience*, 11 (4); S. 621–629

76 Di Bello, M.; Carnevali, L.; Petrocchi, N.; Thayer, J.F.; Gilbert, P.; Ottaviani, C. (2020): The compassionate vagus: A meta-analysis on the connection between compassion and heart rate variability. *Neuroscience & Biobehaviour Reviews*, 116; S. 21–30

77 Torrisi, S.J.; Lieberman, M.D.; Bookheimer, S.Y.; Altshuler, L.L. (2013): Advancing understanding of affect labeling with dynamic causal modeling. *NeuroImage*, 82; S. 481–488

78 Payer, D.E.; Baicy, K.; Lieberman, M.D.; London, E.D. (2012): Overlapping neural substrates between intentional and incidental down-regulation of negative emotions. *Emotion*, 12 (2); S. 229–235

79 Haiblum-Itskovitch, S.; Czamanski-Cohen, J.; Galili, G. (2018): Emotional Response and Changes in Heart Rate Variability Following Art-Making With Three Different Art Materials. *Frontiers in Psychology*, 9; S. 968

80 Fancourt, D.; Ali, H. (2019): Differential use of emotion regulation strategies when engaging in artistic creative activities amongst those with and without depression. *Scientific Reports*, 9 (1); S. 9897

81 DeSantis, A.S.; DiezRoux, A.V.; Hajat, A.; Aiello, A.E.; Golden, S.H.; Jenny, N.S. et al. (2012): Associations of salivary cortisol levels with inflammatory markers: the Multi-Ethnic Study of Atherosclerosis. *Psychoneuroendocrinology*, 37 (7); S. 1009–1018

82 Hoseini, G.; Soltani, E.; Hejazi, N.; Gordali, M.; Sohrabi, Z. (2024): Comparing of Metabolic Syndrome Components, Inflammation, Cortisol Level, and Psychological Distress in Obese/Overweight and Normal Weight Women. *Journal of Nutrition and Food Security*, 9 (2); S. 251–264

83 Kim, S.; Park, E.S.; Chen, P.R.; Kim, E. (2022): Dysregulated Hypothalamic-Pituitary-Adrenal Axis Is Associated With Increased Inflammation and Worse Outcomes After Ischemic Stroke in Diabetic Mice. *Frontiers of Immunology*, 13; S. 864858

84 Takase, B.; Akima, T.; Uehata, A.; Ohsuzu, F.; Kurita, A. (2004): Effect of chronic stress and sleep deprivation on both flow-mediated dilation in the brachial artery and the intracellular magnesium level in humans. *Clinical Cardiology*, 27 (4); S. 223–227

85 Cazzola, R.; Della Porta, M.; Piuri, G.; Maier, J.A. (2024): Magnesium: A Defense Line to Mitigate Inflammation and Oxidative Stress in Adipose Tissue. *Antioxidants* (Basel), 13 (8); S. 893

86 Pan, L.; Jaroenporn, S.; Yamamoto, T.; Nagaoka, K.; Azumano, I.; Onda M. et al. (2011): Effects of pantothenic acid supplement on secretion of steroids by the adrenal cortex in female rats. *Reproductive Medicine and Biology*, 11 (2); S. 101–104

87 Jaroenporn, S.; Yamamoto, T.; Itabashi, A.; Nakamura, K.; Azumano, I.; Watanabe, G. et al. (2008): Effects of pantothenic acid supplementation on adrenal steroid secretion from male rats. *Biological and Pharmaceutical Bulletin*, 31 (6); S. 1205–1208

88 Pouteau, E.; Kabir-Ahmadi, M.; Noah, L.; Mazur, A.; Dye, L.; Hellhammer, J. et al. (2018): Superiority of magnesium and vitamin B6 over magnesium alone on severe stress in healthy adults with low magnesemia: A randomized, single-blind clinical trial. *Public Library of Science One*, 13 (12); S. e0208454

89 Noah, L.; Pickering, G.; Mazur, A.; Dubray, C.; Hitier, S.; Dualé, C. et al. (2020): Impact of magnesium supplementation, in combination with vitamin B6, on stress and magnesium status: secondary data from a randomized controlled trial. *Magnesium Research*, 33 (3); S. 45–57

90 Eberlin, M. (2021): Healthy adults with severe stress and hypomagnesaemia benefit from a combination of magnesium and vitamin B6. *Evidence for Self-Medication*, 1; S. 210011

91 Kim, H.; Bae, S.; Kim, Y.; Cho, C.H.; Kim, S.J.; Kim, Y.J. et al. (2013): Vitamin C prevents stress-induced damage on the heart caused by the death of cardiomyocytes, through down-regulation of the excessive production of catecholamine, TNF-α, and ROS production in Gulo(-/-)Vit C-Insufficient mice. *Free Radical Biology and Medicine*, 65; S. 573–583

92 Marik, PE. (2020): Vitamin C: an essential »stress hormone« during sepsis. *Journal of Thoracic Disease*, 12 (Supplement 1); S. S84–S88

93 Takeda, A.; Tamano, H.; Nishio, R.; Murakami, T. (2016): Behavioral Abnormality Induced by Enhanced Hypothalamo-Pituitary-Adrenocortical Axis Activity under Dietary Zinc Deficiency and Its Usefulness as a Model. *International Journal of Molecular Sciences*, 17 (7); S. 1149

94 Brandão-Neto, J.; de Mendonça, B.B.; Shuhama, T.; Marchini, J.S.; Pimenta, W.P.; Tornero, M.T. (1990): Zinc acutely and temporarily inhibits adrenal cortisol secretion in humans. A preliminary report. *Biological Trace Element Research*, 24 (1); S. 83–89

95 Chanoine, J.P.; Wong, A.C.; Lavoie, J.C. (2004): Selenium deficiency impairs corticosterone and leptin responses to adrenocorticotropin in the rat. *BioFactors*, 20 (2); S. 109–118

96 Kaixin, Z.; Xuedie, G.; Jing, L.; Yiming, Z.; Khoso, P.A.; Zhaoyi, L.; Shu, L. (2021): Selenium-deficient diet induces inflammatory response in the pig adrenal glands by activating TLR4/NF-κB pathway via miR-30d-R_1. *Metallomics*, 13 (7); S. mfab037

97 Di Nicola, M.; Dattoli, L.; Moccia, L.; Pepe, M.; Janiri, D.; Fiorillo, A. et al. (2020): Serum 25-hydroxyvitamin D levels and psychological distress symptoms in patients with affective disorders during the COVID-19 pandemic. *Psychoneuroendocrinology*, 122; S. 104869

98 Ceolin, G.; Mano, G.P.R.; Hames, N.S.; Antunes, L.D.C.; Brietzke, E.; Rieger, D.K. et al. (2021): Vitamin D, Depressive Symptoms, and Covid-19 Pandemic. *Frontiers in Neuroscience*, 15; S. 670879

99 Lewis, E.D.; Meydani, S.N.; Wu, D. (2019): Regulatory role of vitamin E in the immune system and inflammation. *IUBMB Life*, 71 (4); S. 487–494

100 Ehrlich, H.P.; Tarver, H.; Hunt, T.K. (1972): Inhibitory effects of vitamin E on collagen synthesis and wound repair. *Annals of Surgery*, 175 (2); S. 235–240

101 Mousavi, S.; Mohammadi, V.; Foroughi, Z. (2019): Effect of coenzyme Q10 supplementation on work-related fatigue in nurses: a double-blind, randomized placebo-controlled study. *Fatigue: Biomedicine, Health & Behavior*, 8; S. 1–10

102 Mizuno, K.; Tanaka, M.; Nozaki, S.; Mizuma, H.; Ataka, S.; Tahara, T. et al. (2008): Antifatigue effects of coenzyme Q10 during physical fatigue. *Nutrition*, 24 (4); S. 293–299. Erratum in: *Nutrition*, 2008; 24 (6); S. 616

103 Bisht, K.; Wagner, K.H.; Bulmer, A.C. (2010): Curcumin, resveratrol and flavonoids as anti-inflammatory, cyto- and DNA-protective dietary compounds. *Toxicology*, 278 (1); S. 88–100

104 Kris-Etherton, P.M.; Keen, C.L. (2002): Evidence that the antioxidant flavonoids in tea and cocoa are beneficial for cardiovascular health. *Current Opinion in Lipidology*, 13 (1); S. 41–49

105 Foster, J.A.; Rinaman, L.; Cryan, J.F. (2017): Stress & the gut-brain axis: Regulation by the microbiome. *Neurobiology of Stress*, 7; S. 124–136

106 Houtz, J.L., Taff, C.C., Vitousek, M.N. (2022): Gut Microbiome as a Mediator of Stress Resilience: A Reactive Scope Model Framework. *Integrative and Comparative Biology*, 62 (1); S. 41–57

107 Hyder, N.; Raza, M.L. (2025): Stress and the gut microbiota-brain axis. *Progress in Brain Research*, 291; S. 175–203

108 Rask, E.; Walker, B.R.; Söderberg, S.; Livingstone, D.E.; Eliasson, M.; Johnson, O. et al. (2002): Tissue-specific changes in peripheral cortisol metabolism in obese women: increased adipose 11beta-hydroxysteroid dehydrogenase type 1 activity. *Journal of Clinical Endocrinology & Metabolism*, 87 (7); S. 3330–3336

109 Ahmed, A.; Rabbitt, E.; Brady, T.; Brown, C.; Guest, P.; Bujalska, I.J. et al. (2012): A switch in hepatic cortisol metabolism across the spectrum of non alcoholic fatty liver disease. *Public Library of Science One*, 7 (2); S. e29531

110 Figueiro, M.G.; Bierman, A.; Rea, M.S. (2013): A train of blue light pulses delivered through closed eyelids suppresses melatonin and phase shifts the human circadian system. *Nature and Science of Sleep*, 5; S. 133–141

111 Drake, C.; Roehrs, T.; Shambroom, J.; Roth, T. (2013): Caffeine effects on sleep taken 0, 3, or 6 hours before going to bed. *Journal of Clinical Sleep Medicine*, 9 (11); S. 1195–1200

112 Sprengel, M.; Laskowski, R.; Jost, Z. (2025): Withania somnifera (Ashwagandha) supplementation: a review of its mechanisms, health benefits, and role in sports performance. *Nutrition & Metabolism* (London),(London), 22 (1);22 (1); S. 9

113 Arumugam, V.; Vijayakumar, V.; Balakrishnan, A.; Bhandari, R.; Boopalan, D.; Ponnurangam, R. et al. (2024): Effects of Ashwagandha (Withania Somnifera) on stress and anxiety: A systematic review and meta-analysis. *Explore* (NY), 20 (6); S. 103062

114 Abidov, M.; Crendal, F.; Grachev, S.; Seifulla, R.; Ziegenfuss, T. (2003): Effect of extracts from Rhodiola rosea and Rhodiola crenulata (Crassulaceae) roots on ATP content in mitochondria of skeletal muscles. *Bulletin of Experimental Biology and Medicine*, 136 (6); S. 585–587

115 Alanazi, H.H.; Elfaki, E. (2023): The immunomodulatory role of withania somnifera (L.) dunal in inflammatory diseases. *Frontiers in Pharmacology*, 14; S. 1084757

116 Wiciński, M.; Fajkiel-Madajczyk, A.; Kurant, Z.; Liss, S.; Szyperski, P.; Szambelan, M. et al. (2024): Ashwagandha's Multifaceted Effects on Human Health: Impact on Vascular Endothelium, Inflammation, Lipid Metabolism, and Cardiovascular Outcomes – A Review. *Nutrients*, 16 (15); S. 2481

117 Sprengel, M., Laskowski, R., Jost, Z. (2025): Withania somnifera (Ashwagandha) supplementation: a review of its mechanisms, health benefits, and role in sports performance. *Nutrition & Metabolism* (London), 22 (1); S. 9

118 Arumugam, V.; Vijayakumar, V.; Balakrishnan, A.; Bhandari, R.; Boopalan, D.; Ponnurangam, R. et al. (2024): Effects of Ashwagandha (Withania Somnifera) on stress and anxiety: A systematic review and meta-analysis. *Explore* (NY), 20 (6); S. 103062

119 Nagano, M.; Shimizu, K.; Kondo, R.; Hayashi, C.; Sato, D.; Kitagawa, K. et al. (2010): Reduction of depression and anxiety by 4 weeks Hericium erinaceus intake. *Biomedical Research*, 31 (4); S. 231–237

120 Vigna, L.; Morelli, F.; Agnelli, G.M.; Napolitano, F.; Ratto, D.; Occhinegro, A. et al. *Hericium erinaceus* Improves Mood and Sleep Disorders in Patients Affected by Overweight or Obesity: Could Circulating Pro-BDNF and BDNF Be Potential Biomarkers? *Evidence-Based Complementary and Alternative Medicine*, 2019; S. 7861297

121 Zhao, J.; Liang, G.; Zhou, G.; Hong, K.; Yang, W.; Liu, J. et al. (2024): Efficacy and safety of curcumin therapy for knee osteoarthritis: A Bayesian network meta-analysis. *Journal of Ethnopharmacology*, 321; S. 117493

122 Chandran, B.; Goel, A. (2012): A randomized, pilot study to assess the efficacy and safety of curcumin in patients with active rheumatoid arthritis. *Phytotherapy Research*, 26 (11); S. 1719–1725

123 Daily, J.W.; Yang, M.; Park, S. (2016): Efficacy of Turmeric Extracts and Curcumin for Alleviating the Symptoms of Joint Arthritis: A Systematic Review and Meta-Analysis of Randomized Clinical Trials. *Journal of Medicinal Food*, 19 (8); S. 717–729

124 Siemoneit, U.; Pergola, C.; Jazzar, B.; Northoff, H.; Skarke, C.; Jauch, J. et al. (2009): On the interference of boswellic acids with 5-lipoxygenase: mechanistic studies in vitro and pharmacological relevance. *European Journal of Pharmacology*, 606 (1–3); S. 246–254

125 Gupta, I.; Parihar, A.; Malhotra, P.; Gupta, S.; Lüdtke, R.; Safayhi, H. et al. (2001): Effects of gum resin of Boswellia serrata in patients with chronic colitis. *Planta Medica*, 67 (5); S. 391–395

126 Ernst, E. (2008): Frankincense: systematic review. *British Medical Journal*, 337; S. a2813

127 Hamidpour, R.; Hamidpour, S.; Hamidpour, M.; Shahlari, M. (2013): Frankincense (rǔ xiāng; boswellia species): from the selection of traditional applications to the novel phytotherapy for the prevention and treatment of serious diseases. *Journal of Traditional and Complementary Medicine*, 3 (4); S. 221–226

128 Bent, S.; Padula, A.; Moore, D.; Patterson, M.; Mehling, W. (2006): Valerian for sleep: a systematic review and meta-analysis. *American Journal of Medicine*, 119 (12); S. 1005–1012

129 Donath, F.; Quispe, S.; Diefenbach, K.; Maurer, A.; Fietze, I.; Roots, I. (2000): Critical evaluation of the effect of valerian extract on sleep structure and sleep quality. *Pharmacopsychiatry*, 33 (2); S. 47–53

130 Yamadera, W.; Inagawa, K.; Chiba, S.; Bannai, M.; Takahashi, M.; Nakayama, K. (2007): Glycine ingestion improves subjective sleep quality in human volunteers, correlating with polysomnographic changes. *Sleep and Biological Rhythms*, 5; S. 126–131

131 Bannai, M.; Kawai, N.; Ono, K.; Nakahara, K.; Murakami, N. (2012): The effects of glycine on subjective daytime performance in partially sleep-restricted healthy volunteers. *Frontiers in Neurology*, 3; S. 61

132 Spinweber, C.L. (1986): L-tryptophan administered to chronic sleep-onset insomniacs: late-appearing reduction of sleep latency. *Psychopharmacology* (Berlin), 90 (2); S. 151–155

133 Schneider-Helmert, D.; Spinweber, C.L. (1986): Evaluation of L-tryptophan for treatment of insomnia: a review. *Psychopharmacology* (Berlin), 89 (1); S. 1–7

134 Levine, J.; Barak, Y.; Gonzalves, M.; Szor, H.; Elizur, A.; Kofman, O. et al. (1995): Double-blind, controlled trial of inositol treatment of depression. *American Journal of Psychiatry*, 152 (5); S. 792–794

135 Palatnik, A.; Frolov, K.; Fux, M.; Benjamin, J. (2001): Double-blind, controlled, crossover trial of inositol versus fluvoxamine for the treatment of panic disorder. *Journal of Clinical Psychopharmacology*, 21 (3); S. 335–339

136 Quirin, M.; Kuhl, J.; Düsing, R. (2011): Oxytocin buffers cortisol responses to stress in individuals with impaired emotion regulation abilities. *Psychoneuroendocrinology*, 36 (6); S. 898–904

137 Engert, V.; Koester, A.M.; Riepenhausen, A.; Singer, T. (2016): Boosting recovery rather than buffering reactivity: Higher stress-induced oxytocin secretion is associated with increased cortisol reactivity and faster vagal recovery after acute psychosocial stress. *Psychoneuroendocrinology*, 74; S. 111–120

REGISTER

Bibliografische Information der Deutschen Nationalbibliothek
Die Deutsche Nationalbibliothek verzeichnet diese Publikation in der Deutschen Nationalbibliografie. Detaillierte bibliografische Daten sind im Internet über https://dnb.de abrufbar.

Für Fragen und Anregungen
info@m-vg.de

Wichtige Hinweise
Dieses Buch ist für Lernzwecke gedacht. Es stellt keinen Ersatz für eine individuelle medizinische Beratung dar und sollte auch nicht als solcher benutzt werden. Wenn du medizinischen Rat einholen willst, konsultiere bitte einen qualifizierten Arzt. Der Verlag und die Autorin haften für keine nachteiligen Auswirkungen, die in einem direkten oder indirekten Zusammenhang mit den Informationen stehen, die in diesem Buch enthalten sind.

Ausschließlich zum Zweck der besseren Lesbarkeit wurde auf eine genderspezifische Schreibweise sowie eine Mehrfachbezeichnung verzichtet. Alle personenbezogenen Bezeichnungen sind somit geschlechtsneutral zu verstehen.

Originalausgabe
2. Auflage 2026

Türkenstraße 89
80799 München
Tel.: 089 651285-0

Redaktion: Susanne Meinrenken
Umschlaggestaltung: Maria Verdorfer
Umschlagabbildung: AdobeStock/TWINS DESIGN STUDIO
Innenabbildungen:
AdobeStock/TWINS DESIGN STUDIO:
1, 2, 3, 6, 16, 17, 52, 53, 74, 75 sowie Kolumne; Manuela Amode/riva Verlag 25, 27, 85
Layout und Satz: Daniel Förster
Druck: Florjancic Tisk d.o.o., Slowenien
Printed in the EU

ISBN Print 978-3-7423-2881-6
ISBN E-Book (EPUB, Mobi) 978-3-7453-2655-0